健康的な腸のクックブック

幸せでバランスのとれた消化器系のための100 のおいしいレシピ。腸内で健康的な食事に関する包括的なガイド

裕太 工藤

著作権素材 ©2023

全著作権所有

レビューで使用される短い引用を除き、出版社および著作権所有者の適切な書面による同意がない限り、本書のいかなる部分も、いかなる形式または手段によっても使用または送信することはできません。本書は、医学的、法律的、またはその他の専門的なアドバイスに代わるものとみなされるべきではありません。

目次

目次	3
序章	8
スムージー	9
1. バナナくるみスムージー	10
2. オレンジクリーム	12
3. 亜麻マシン	14
4. モーニングミックススムージー	16
5. トロピカラスムージー	18
6. バナナベリーナッター	20
7. 野菜スムージー	22
8. ブルーベリーブリス	24
9. ミントチョコレートスムージー	26
10. コーヒースムージー	28
11. パパイヤスムージー	30
12. オープンセサミ	32
13. ココナッツライム	34
14. クミンスムージー	36
15. ベルを鳴らしてスムージー	38
16. キャベツ畑のスムージー	40
17. スイートブロコカド	42
ブロス	44
18. 鶏がらスープ	45

19. 鶏がら辛口スープの基本 47

20. 午後のスープをすする 49

21. タイ風すすりスープ 51

22. 生姜入りスープ 53

23. シンプル野菜スープ 55

24. 野菜味噌スープ 57

25. 旨みたっぷり野菜スープ 59

26. 牛骨スープ 61

27. アップグレードされたボーンブロスを飲む 63

ジュース 65

28. キープ・イット・グリーン 66

29. スイートメアリー 68

30. ビートをくれ 70

31. ストロベリーレーン 72

32. ピックアップライム 74

33. ヘルスキッカー 76

34. オレンジ秘伝ジュース 78

35. ビートの渇きを潤すもの 80

36. キャロットトップ 82

37. ポパイほうれん草パンチ 84

38. ミントジュースのヒント 86

39. 秘密のスパイス 88

40. 街中のジュース 90

温かくて心地よいドリンク 92

41. ゴールデンミルクラテ	93
42. ペパーミントホットチョコレート	95
43. ナッティ抹茶ラテ	97
44. チャイラテ	99
45. ホットレモンベリーエイド	101
46. チョコレートオレンジラテ	103
47. 生姜注入	105
48. ゴジベリーインフュージョン	107
49. ターメリック注入	109
50. 抗炎症作用のあるカカオ	111
51. ジンジャーコーヒーラテ	113

クールでさわやかなドリンク　　　　　115

52. チアリフレッシャー	116
53. チアツイスト	118
54. スパウォーター	120
55. スピルリナスマイル	122
56. フラットストマックレモネード	124
57. ターメリックミント	126
58. アイスカカオラテ	128

トニックス　　　　　130

59. レモンジンジャーツイスト	131
60. ライム・ジング	133
61. ビートルジュース	135
62. パイナップル ジンジャー エリクサー	137

63. ターメリックオレンジ　139

64. 柑橘類の毒　141

65. フェンネルエリクサー　143

66. ターメリックニンジンエリクサー　145

カクテルとモクテル　147

67. ジンジャーライムウォッカカクテル　148

68. テキーラジンジャー　150

69. オレンジターメリック　152

70. 黄金の夏の夢　154

71. ビート・ユー・トゥ・イット　156

72. ジンジャービーツ　158

73. シンプルブラッディメアリー　160

74. レモンローズマリー　162

コンブチャ　164

75. ジンジャーコンブチャ　165

76. ラズベリー、洋ナシ、ジンジャーコンブチャ　167

77. ルートビアコンブチャ　169

78. ジンジャー、洋ナシ、パイナップルコンブチャ　172

79. バニラコンブチャ　174

80. シナモン＆クローブスパイスコンブチャ　176

81. マンゴー＆カイエンコンブチャ　178

82. スパイシーブラッディメアリーコンブチャ　180

83. ストロベリーローズコンブチャ　182

84. ピーチコンブチャ　184

85. クリスプアップルオレンジコンブチャ	186
86. レモネードコンブチャ	188
87. ブラックベリージンジャー	190
88. ザクロコンブチャ	192
89. ブルーベリージンジャーコンブチャ	195
90. ピーチストロベリーコンブチャ	197
91. チェリーコンブチャ	199
92. グレープコンブチャ	201
93. アサイーベリースピルリナコンブチャ	203
94. 塩漬けグレープフルーツコンブチャ	205
95. オレンジコンブチャジュース	207
96. タンジェリンコンブチャ	209
97. クランベリーアップルコンブチャ	211
98. ジュニパーシトラスコンブチャ	213
99. ブルーベリーライムコンブチャ	215
100. エルダーベリーローズホップコンブチャ	217

結論   **219**

序章

『健康的な腸のクックブック』は、美味しくて栄養価の高い食べ物を通じて、幸せでバランスの取れた消化器系を実現するための究極のガイドです。100の風味豊かで健康的なレシピを掲載したこの料理本は、腸の健康と全体的な幸福をサポートするように設計されています。

各レシピには美しいフルカラーの画像が付いており、これから作る美味しくて健康的な食事を垣間見ることができます。腸に優しい軽食や朝食からボリュームたっぷりのディナーやデザートまで、各レシピは健康的な食材を使って腸に栄養を与えるために注意深く作られています。

『健康的な腸のクックブック』は単なるレシピ本ではありません。これは、腸の健康的な食事に関する包括的なガイドであり、健康な腸内微生物叢を維持し、腸の刺激物を特定し、腸の健康的な食品を選択する方法についての情報が含まれています。

腸の問題に悩んでいる人でも、単に全体的な健康状態を改善したいと考えている人でも、**健康的な腸のクックブック**は、幸せでバランスの取れた消化器系をサポートする、美味しくて栄養価の高い食事を作成するための究極のリソースです。

『健康的な腸のクックブック』が、おいしくて栄養価の高い食べ物を通じて腸の健康を管理するきっかけとなることを願っています。幸せな料理を！

スムージー

1. バナナくるみスムージー

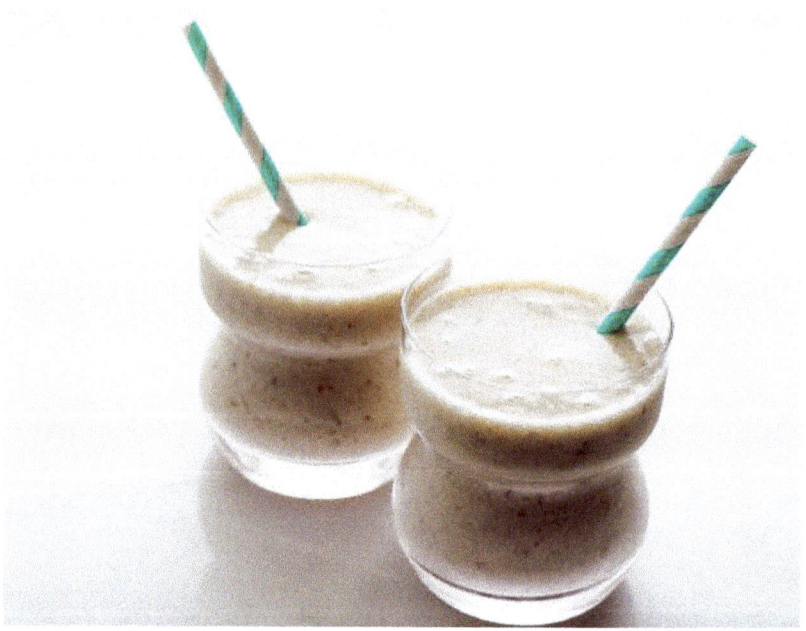

作る：1

冷凍バナナ 1/2 未熟バナナ

オーツミルク 1/2 カップ

無乳糖ヨーグルト 1/4 カップ

くるみ 5 個

麻のハツ 大さじ 1

皮をむいた生姜 1/2 インチ片

すべての材料をブレンダーに入れ、滑らかになるまでピューレにします。必要に応じて、氷を追加します。

2. オレンジクリーム

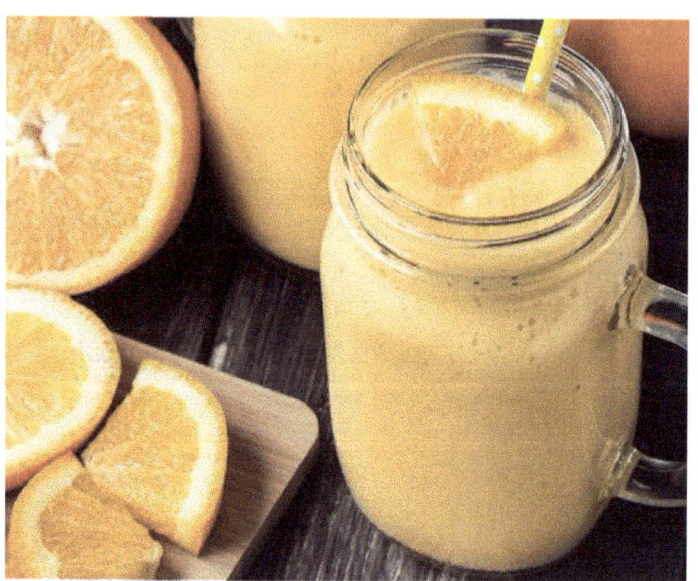

作る：1

ネーブルオレンジ 中 1 個（皮をむく）

無乳糖ケフィア 1/4 カップ

亜麻仁 小さじ 1

ピュアバニラエキス 小さじ 1/4

ターメリック 小さじ 1/4

氷 4 個

手順

すべての材料をブレンダーで混ぜ合わせ、滑らかになるまでピューレ状にします。

3. 亜麻マシン

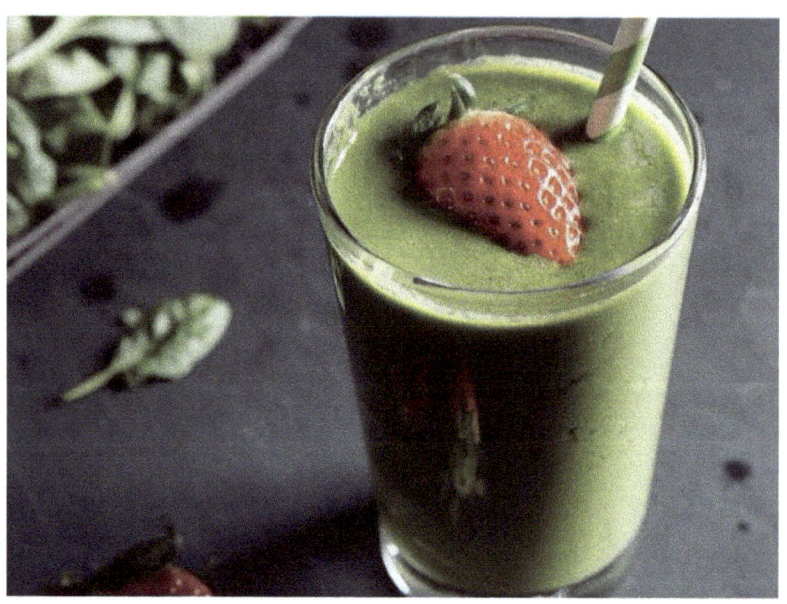

作る：1

- イチゴ 1/4 カップ
- ほうれん草 1/2 カップ（よく洗ったもの）
- アーモンドミルク 1 カップ
- アーモンドバター 大さじ 2
- 亜麻仁 大さじ 1

手順

a) すべての材料をブレンダーで混ぜ合わせ、滑らかになるまでピューレ状にします。

4. モーニングミックススムージー

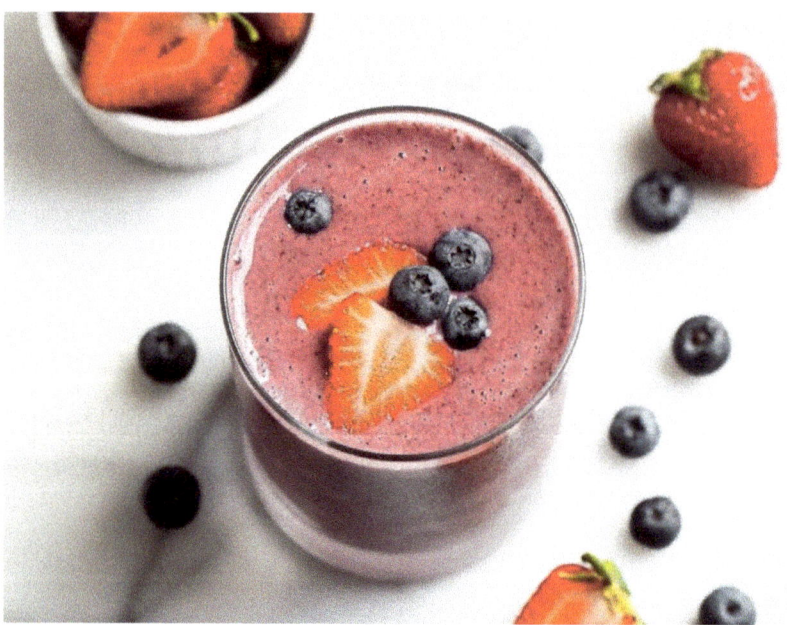

作る：1

水またはアーモンドミルク 1と1/2カップ
まだ熟していない中くらいのバナナ 1/2本
ブルーベリー 10個
スピルリナ 小さじ1
プロテインパウダー 1さじ（オプション）
ほうれん草 1カップ（よく洗ったもの）
チアまたは亜麻仁 大さじ1
抹茶パウダー 小さじ1
新鮮な生姜および/またはターメリックのスライス

手順

すべての材料をブレンダーで混ぜ合わせ、滑らかになるまでピューレ状にします。

5. トロピカルスムージー

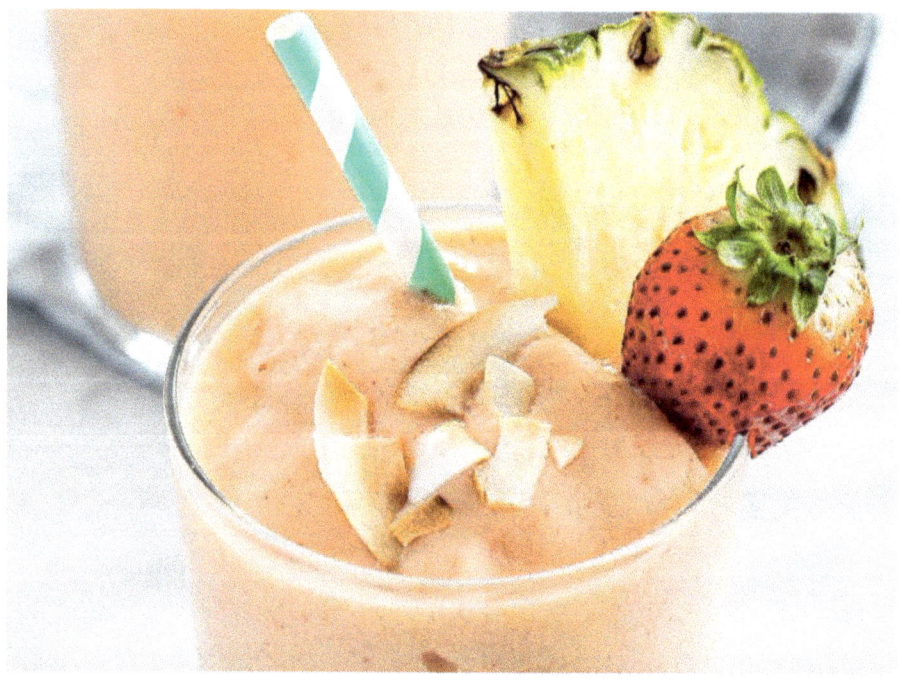

作る：1

パイナップル 1/2 カップ
ネーブルオレンジ中サイズ 1/2 個（皮をむく）
アーモンド 10 個
ココナッツミルク 1/4 カップ
生の生姜 1/4 インチのスライス 1 枚
新鮮なレモン汁 大さじ 1
挽いたターメリック 小さじ 1/4、または生のターメリックスライス 1/4 インチ 1 枚
氷 4 個

手順

すべての材料をブレンダーで混ぜ合わせ、滑らかになるまでピューレ状にします。

6. バナナベリーナッター

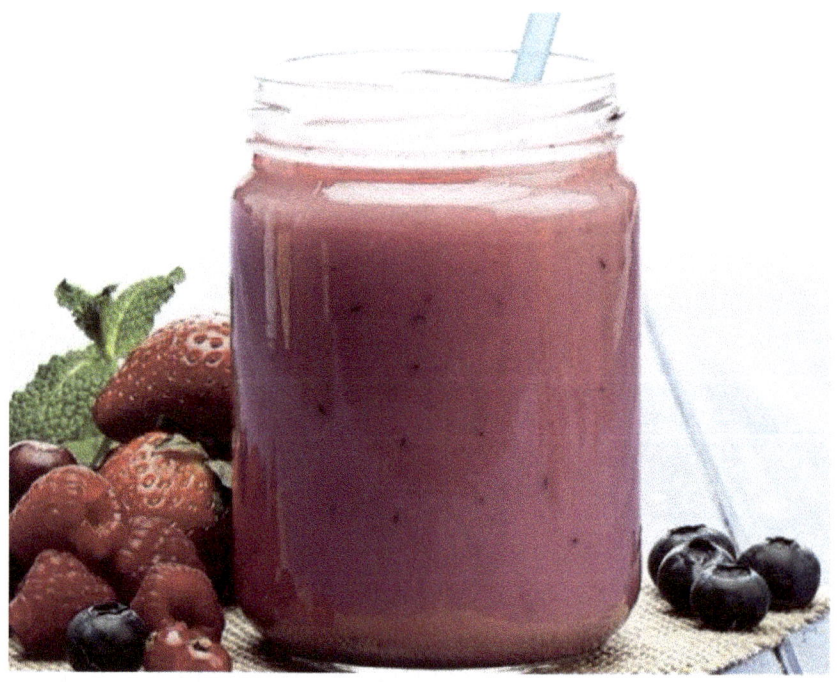

作る：1

ミックスベリー：イチゴ約5個、ブルーベリー約10個
まだ熟していない中くらいのバナナ　1/2本
ココナッツミルク　1/2カップ
水　1/2カップ
チアシード　大さじ1
アーモンドバター　大さじ1

手順

すべての材料をブレンダーで混ぜ合わせ、滑らかになるまでピューレ状にします。すぐに飲まない場合は、飲む数分前にチアシードを追加するとよいでしょう。そうしないとチアシードが膨張してスムージーの粘稠度が変わってしまいます。

7. 野菜スムージー

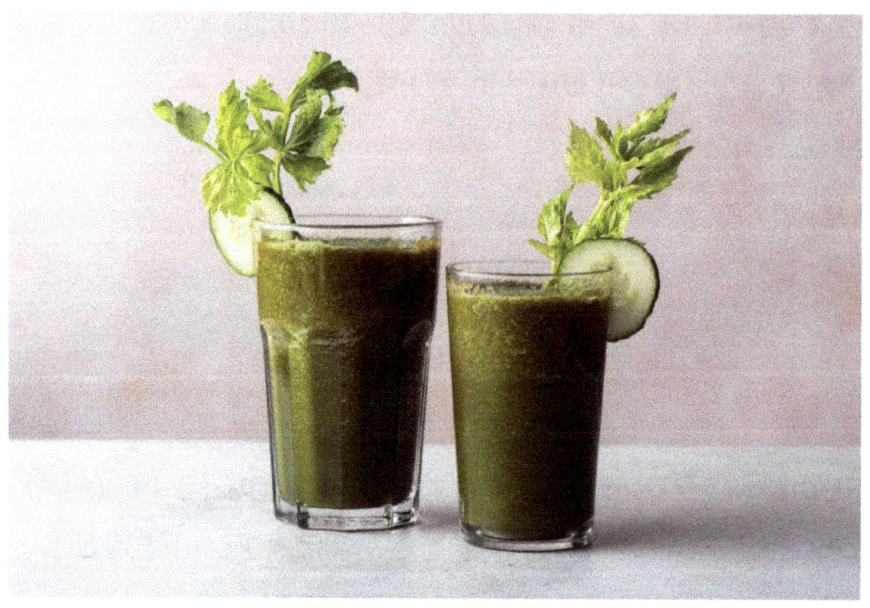

作る：1

ビーツ 1/3 カップ
ネーブルオレンジ中サイズ 1/2 個（皮をむく）
皮をむいた生姜 1/2 インチ片
皮をむいたレモン 1/4 個
ココナッツウォーター 1/2 カップ
水 1/2 カップ
アボカド 1/8

手順

すべての材料をブレンダーで混ぜ合わせ、滑らかになるまでピューレ状にします。

8. ブルーベリー ブリス

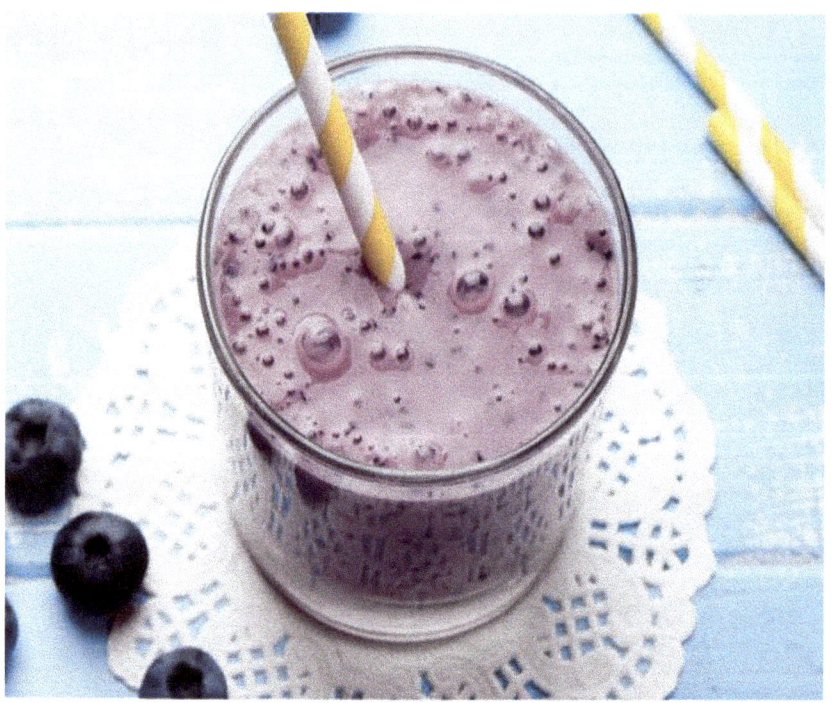

作る：1

ブルーベリー 1/2 カップ（可能であれば冷凍）
ケール 1 カップ
アーモンドミルク 1 カップ
新鮮なレモン汁 小さじ 1
ターメリック粉末 小さじ 1/2
チアシード 小さじ 1

手順
すべての材料をブレンダーで混ぜ合わせ、滑らかになるまでピューレ状にします。すぐに飲まない場合は、チアシードを加えるまで待ってください。そうしないと濃厚になってしまいます。

9. ミントチョコレートスムージー

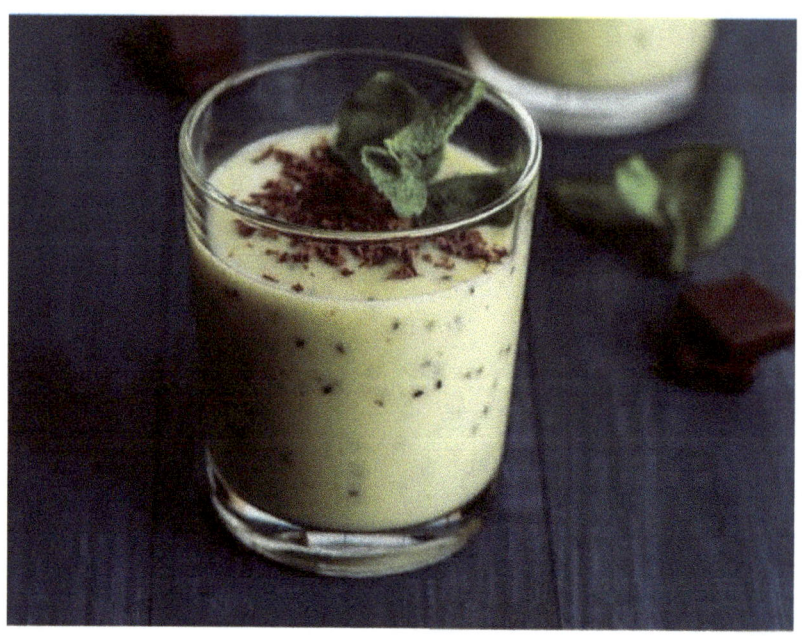

作る：1

- 淹れたてのミントティー　1/2 カップ、冷蔵庫で冷やした
- 無糖アーモンドミルク　1/2 カップ
- ほうれん草　2 カップ（よく洗ったもの）
- 無糖カカオパウダー　小さじ 2
- ピュアメープルシロップ　小さじ 1
- 亜麻仁　小さじ 1

手順

a) すべての材料をブレンダーで混ぜ合わせ、滑らかになるまでピューレ状にします。

10. コーヒースムージー

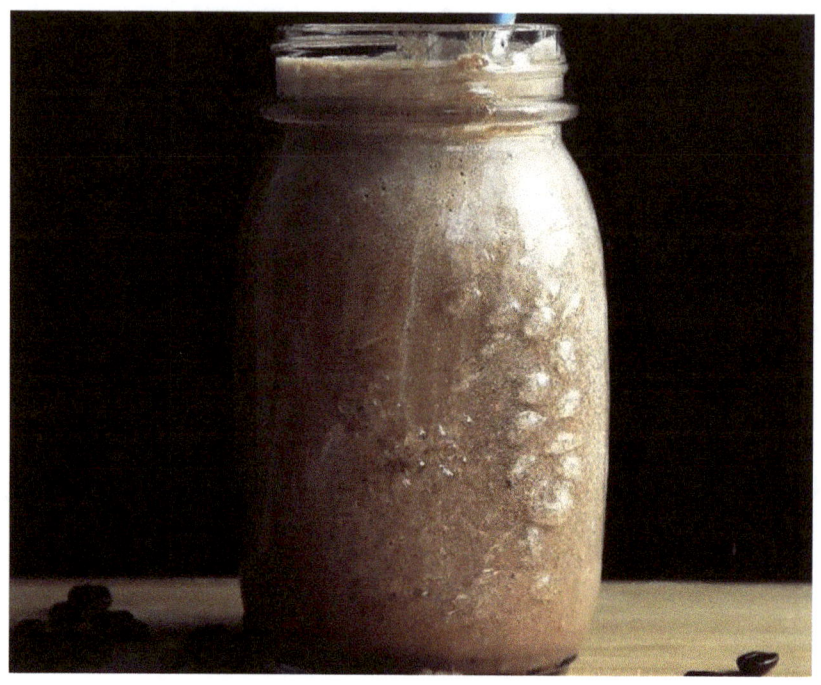

作る：1

淹れたてのコーヒー 1/2 カップ

ヘンプミルク 1/2

冷凍バナナ 1/2 本（お好みで）

チアシード 小さじ 2

ココナッツオイル 小さじ 1

無糖カカオパウダー 小さじ 1

ピュアバニラエキス 小さじ 1/2

ひと握りの角氷

手順

コーヒーを冷蔵庫で冷やすか、水出しコーヒーを使用してください。すべての材料をブレンダーで混ぜ合わせ、滑らかになるまでピューレ状にします。

11. パパイヤスムージー

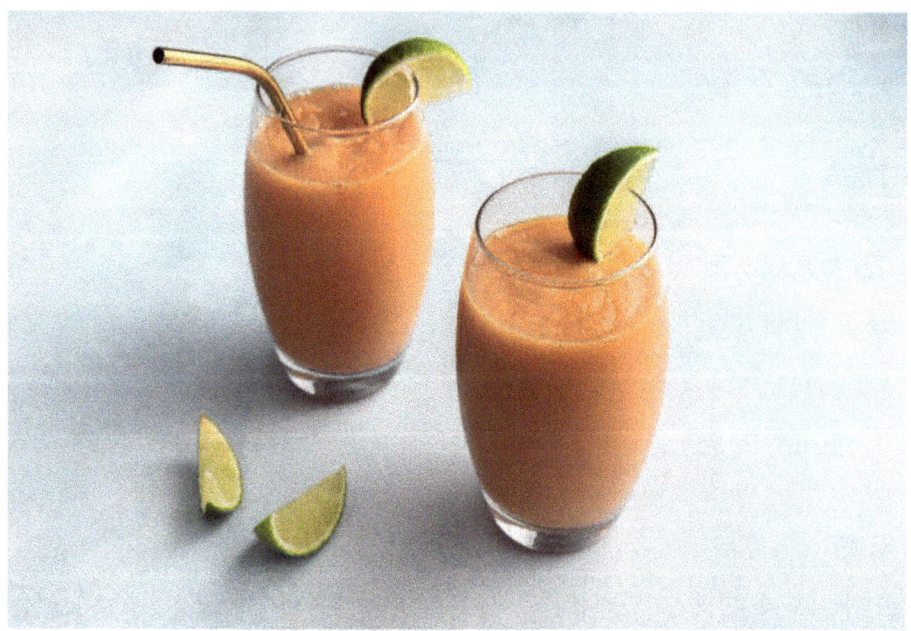

作る：1

パパイヤの塊 1/2 カップ
無乳糖ヨーグルト 1 カップ
氷 4 個
無糖ココナッツフレーク 大さじ 1
亜麻仁粉末 小さじ 1

手順

すべての材料をブレンダーで混ぜ合わせ、滑らかになるまでピューレ状にします。必要に応じて、最大 1/2 カップの水を加えて薄めます。

12. <u>開けゴマ</u>

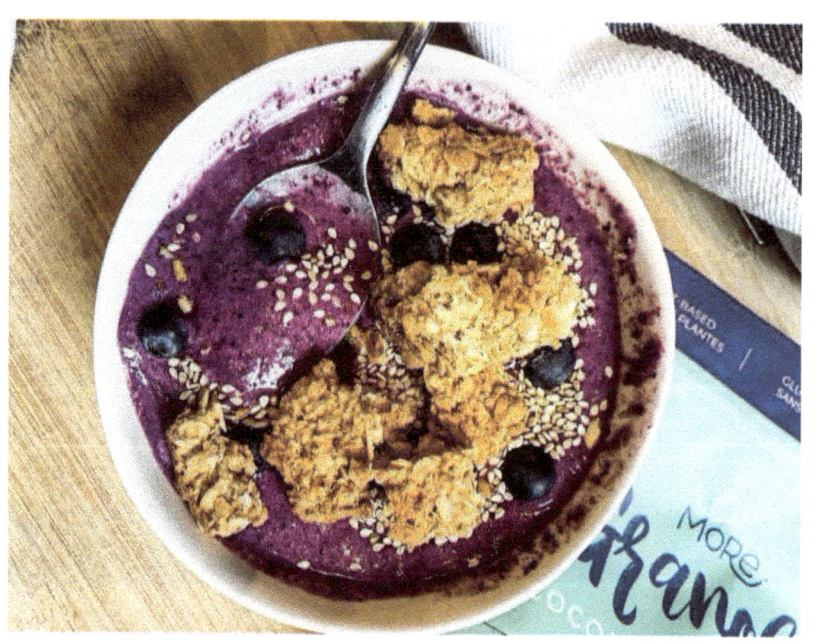

作る：1

オーツミルクまたはその他の無乳糖ミルク 1/2 カップ
水 1/2 カップ
にんじん 1 本（粗みじん切り）
調理済みサツマイモ 1/2 カップ
タヒニ 大さじ 1
麻の実 大さじ 1
挽いたシナモン 小さじ 1/2

手順
すべての材料をブレンダーで混ぜ合わせ、滑らかになるまでピューレ状にします。

13. ココナッツライム

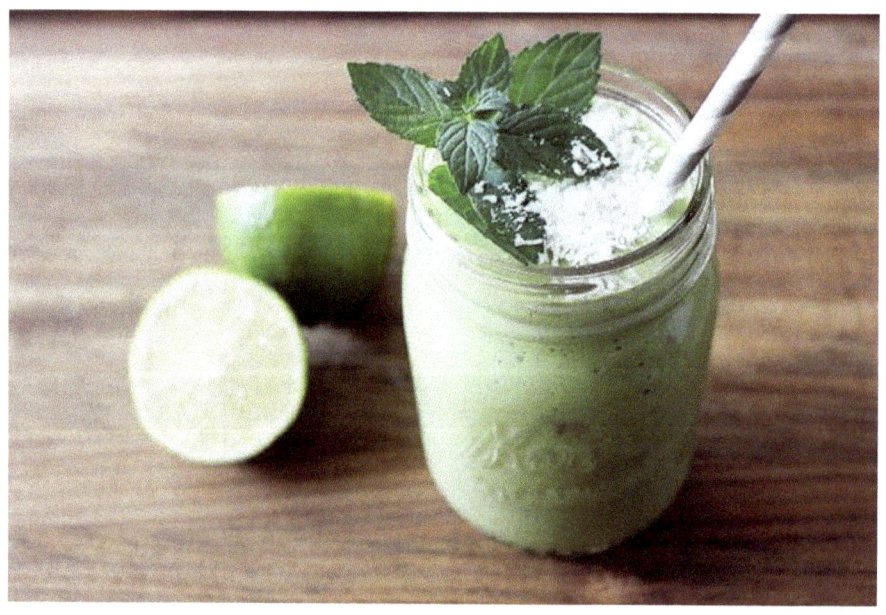

作る：1

フレッシュココナッツ 1/2 カップ
ココナッツウォーター 1/2 カップ
水 1 カップ
ほうれん草 1 カップ（よく洗ったもの）
氷 4 個
皮をむいた生姜 1/2 インチ片
新鮮なライムジュース 小さじ 1/2

手順

すべての材料をブレンダーで混ぜ合わせ、滑らかになるまでピューレ状にします。

14. クミンスムージー

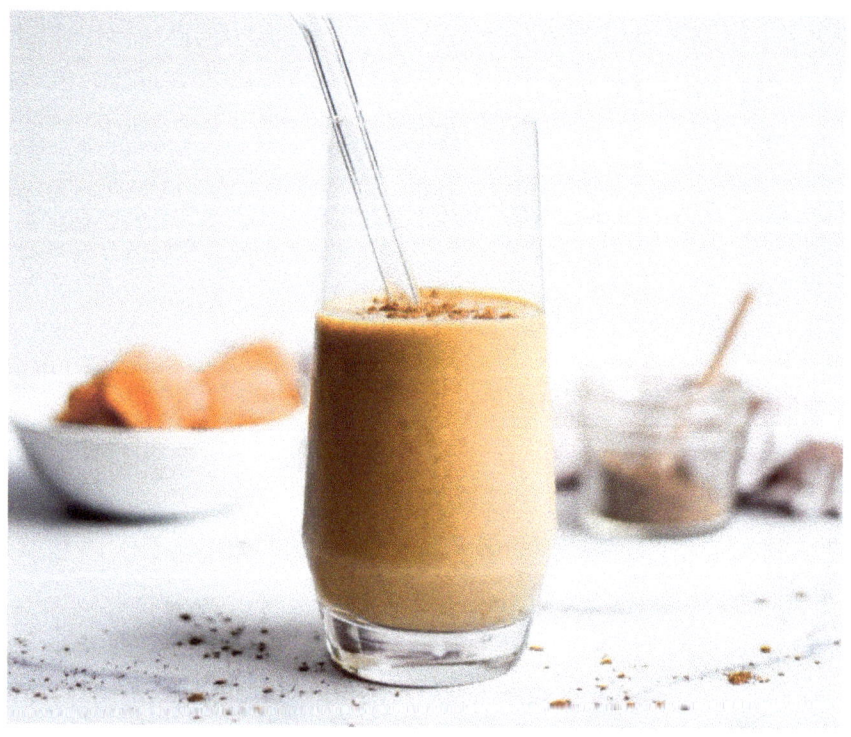

結果: 1 対 2

サツマイモの塊　1/2 カップ
にんじん　2 本（粗みじん切り）
ココナッツミルク　1/2 カップ
麻の実　大さじ 1
新鮮なライムジュース　小さじ 1
皮をむいた生姜　1/2 インチ片
ターメリック粉末　小さじ 1/4
グラウンドクミンをふりかける
水　1/2 カップ

手順

必要に応じて、サツマイモを事前に調理してください。すべての材料を強力ブレンダーで混ぜ合わせ、滑らかになるまでピューレ状にします。最後に水を加え、好みの粘稠度に達するまで使用量を調整するとよいでしょう。

15. ベルを鳴らしてスムージー

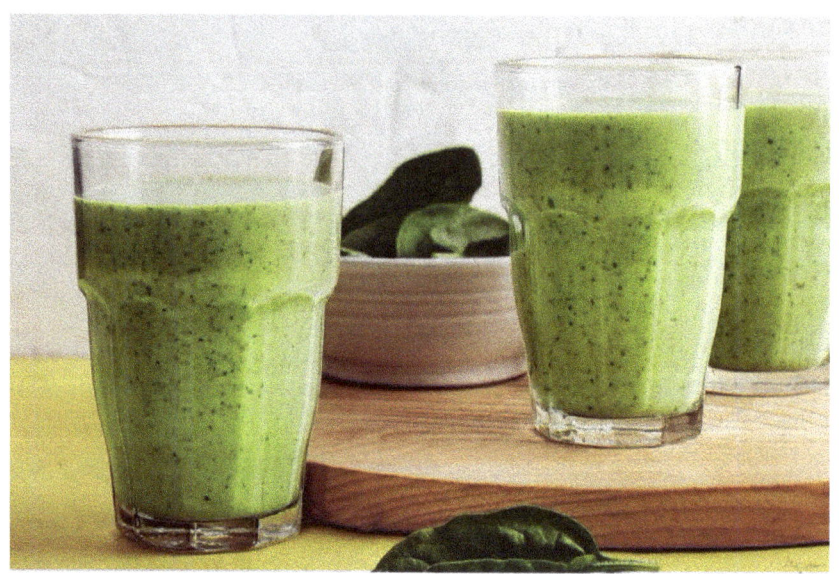

結果: 1 対 2

サツマイモの塊　1/4 カップ

バターナッツスカッシュの塊　1/4 カップ

水　1/2 カップ

種を取りスライスした赤ピーマン　1/4 カップ

ココナッツミルク　1/4 カップ

ブロッコリー　1/4 カップ

オリーブオイル　小さじ 2

亜麻仁またはカボチャの種　大さじ 1

ターメリック粉末　小さじ 1/4

手順

サツマイモとバターナッツかぼちゃは事前に茹でておきます。材料を強力ブレンダーで混ぜ合わせ、滑らかになるまでピューレ状にします。最後に水を加え、好みの粘稠度に達するまで使用量を調整するとよいでしょう。

16. キャベツ畑のスムージー

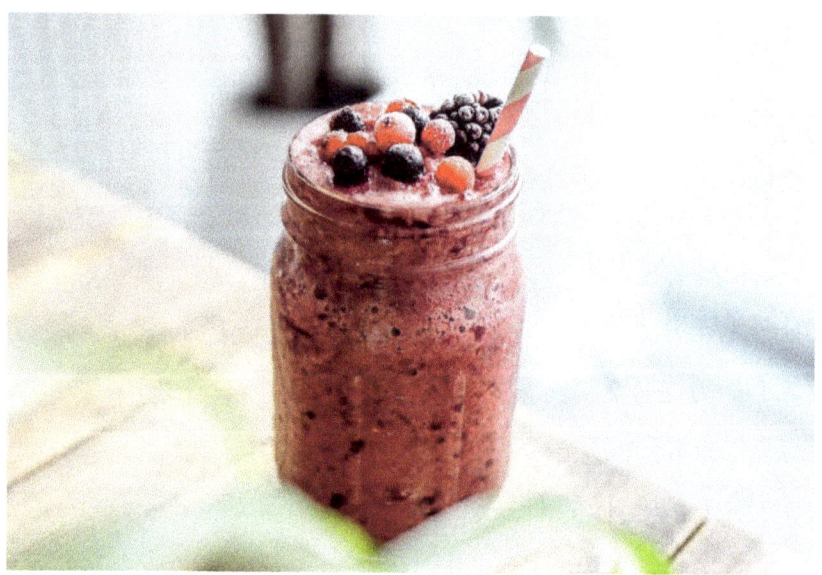

結果: 1 対 2

水 1/4 カップ
キュウリ 1/2 本
トマト 1/2 個
フレッシュオレンジジュース 1/2 カップ
中赤キャベツ 1/8 個
ネギ 1 本の青い部分をみじん切りにする
刻んだフレッシュバジル 大さじ 1
リンゴ酢 小さじ 1
新鮮なレモン汁 小さじ 1/2
塩、こしょうをふりかける

手順

すべての材料を高性能ブレンダーで混ぜ合わせて、魔法を起こしましょう。最初にすべての成分が合わない場合は、段階的にブレンドする必要がある場合があります。たとえば、キャベツはピューレにする前に余分なスペースを占める可能性があります。

17. スイートブロコカド

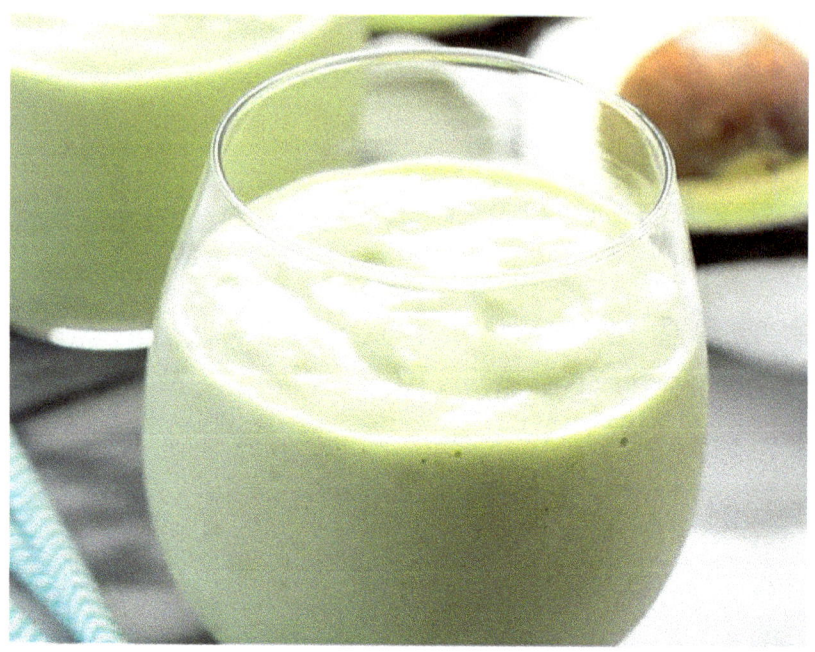

結果: 1 対 2

サツマイモの塊 1/2 カップ
ココナッツウォーター 1/2 カップ
水 1/2 カップ
皮をむいた生姜 1/2 インチ片
ブロッコリーの小花 4 個
ネーブルオレンジ中サイズ 1/4 個（皮をむく）
アボカド 1/8

手順

必要に応じて、サツマイモを事前に調理してください。すべての材料を強力ブレンダーで混ぜ合わせ、滑らかになるまでピューレ状にします。

ブロス

18. 鶏がらスープ

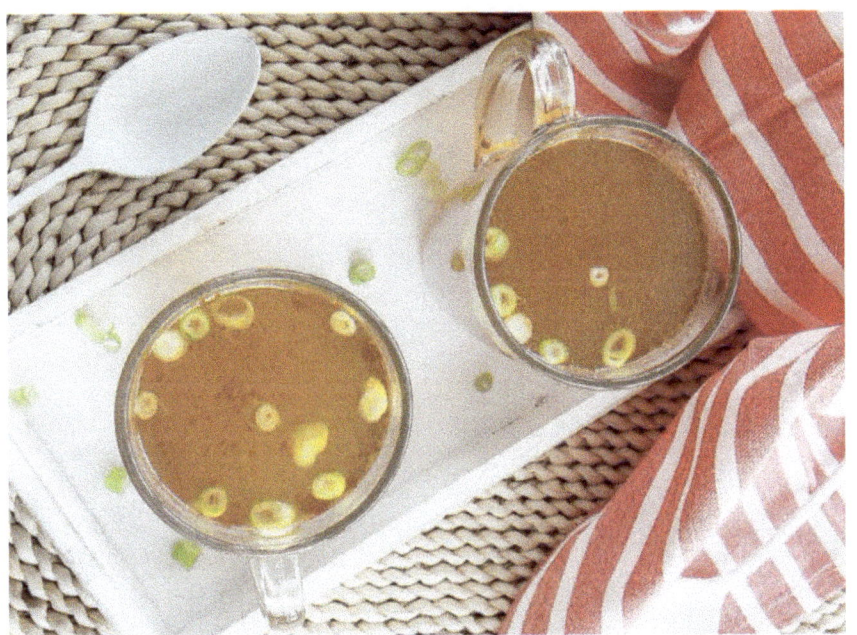

約 6 回分になります

水 8 カップ程度
ニンニク入りオイル 大さじ 2
ねぎ 1/2 カップ、緑色の部分のみ
鶏肉 1 羽、みじん切りにする
にんじん 2 本（粗みじん切り）
パースニップ 2 個（粗く刻む）
セロリの茎 1 本（粗く刻む）
塩 小さじ 1/2
胡椒 5 個

手順

大きな鍋にニンニクを入れた油を加え、ネギを中火で 2〜3 分間炒めます。水と残りの材料を加えて中火〜強火で煮ます。水が沸騰したら、鍋に蓋をし、弱火にします。30 分後、鶏肉を取り出し、肉を切り取ります。これは、別の用途（チキンサラダを作るなど）のために取っておくことができます。骨を鍋に戻し、さらに 1 時間半から 2 時間半、または風味が出るまで煮続けます。終わったら骨と野菜を取り除きます。すぐに使用しない場合は、スープを容器に注ぎ、保存します。最上層が見つかった場合は、それをすくい取ることができます。スープを冷蔵すると、脂肪の層が表面に浮き上がりますので、使用前に取り除きます。そのまま飲むだけでなく、さまざまな用途にお使いいただけます。

19. スパイシーな基本の鶏ガラスープ

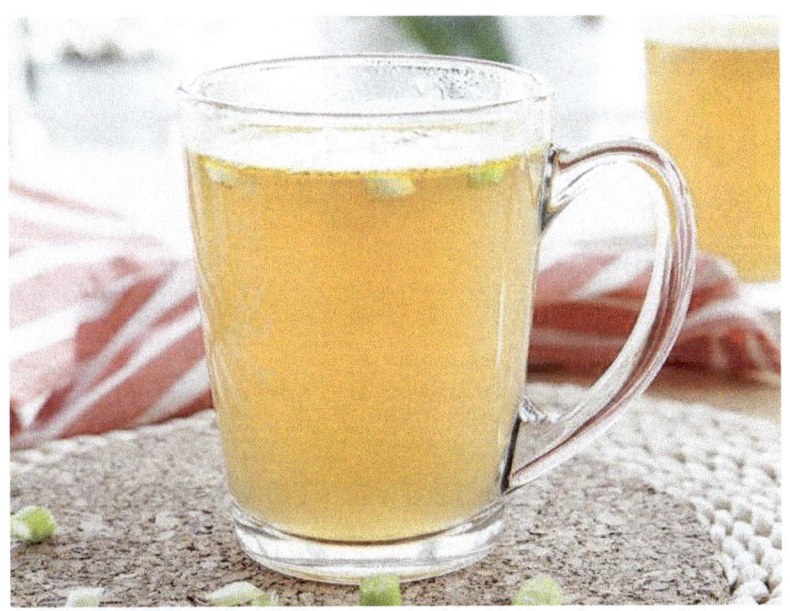

約 6 回分になります

水 8 カップ程度
鶏の骨 2 ポンド
皮をむいた生姜 1 インチ（1 インチ）片、スライス
にんじん 2 本（粗みじん切り）
セロリの茎 1 本（粗く刻む）
塩 小さじ 1/2

手順

大きな鍋に水を入れて中火にかけます。すべての材料を加えて沸騰させます。水が沸騰したら、鍋に蓋をし、火を弱火にして 1 時間半から 2 時間半、または風味が出るまで煮ます。終わったら骨や野菜を取り出して捨てます。すぐに使用しない場合は、スープを容器に注ぎ、保存します。最上層が見つかった場合は、それをすくい取ることができます。スープを冷蔵すると、脂肪の層が表面に浮き上がりますので、使用前に取り除きます。そのまま飲むだけでなく、さまざまな用途にお使いいただけます。

20. 午後のスープをすする

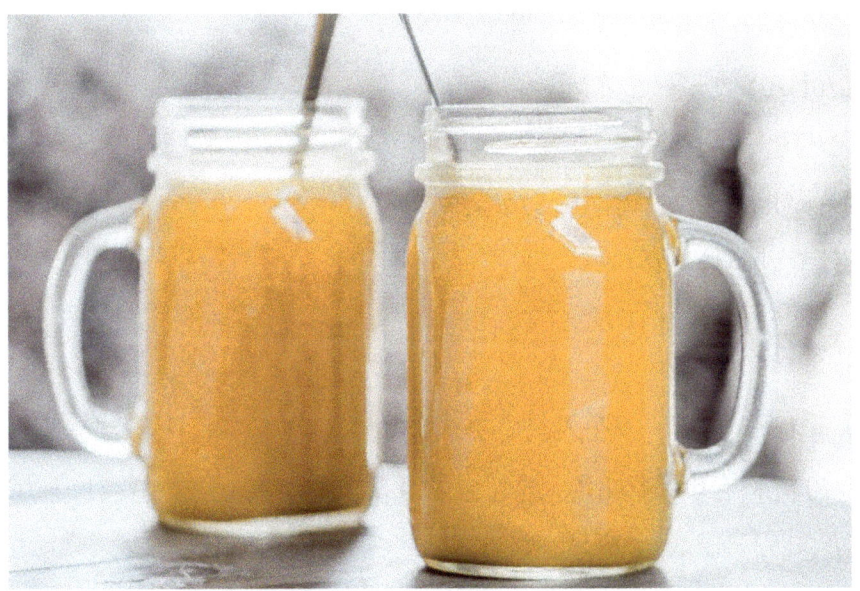

作る：1

- 鶏がらスープ　1 カップ
- にんじんジュース　1 オンス
- リンゴ酢　小さじ 1
- ターメリック粉末　小さじ 1/4
- 海塩　小さじ 1/8

手順

a) 小鍋に鶏がらスープを入れて中火にかけます。
b) 他の材料をすべて加え、混ぜ合わせます。温かいうちにお召し上がりください。

21. タイ風すすりスープ

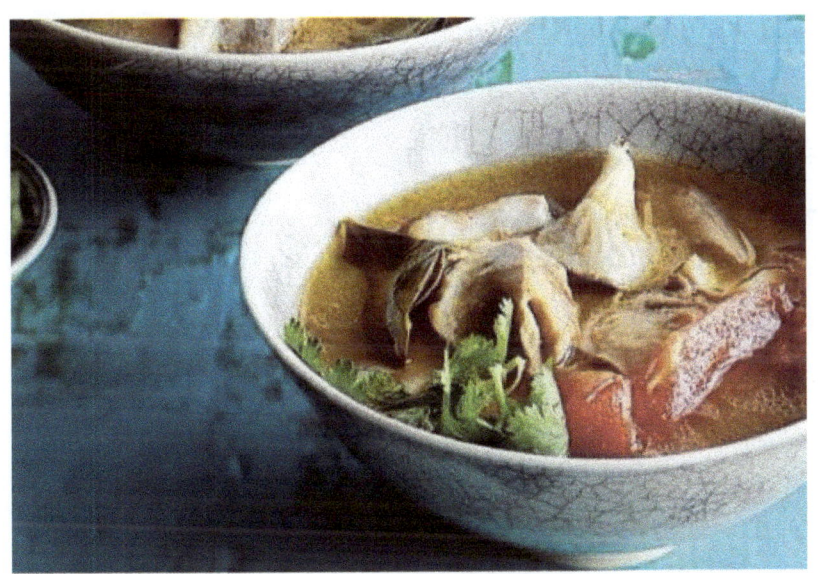

作る：1

- 鶏がらスープ 1カップ
- 2オンスの缶入りココナッツミルク
- 新鮮なライムジュース 小さじ1
- カレー粉 小さじ 1/2

手順

a) 小鍋に鶏がらスープを入れて中火にかけます。
b) 他の材料をすべて加え、混ぜ合わせます。
c) 約5分間煮込みます。温かいうちにお召し上がりください。

22. 生姜入りだし汁

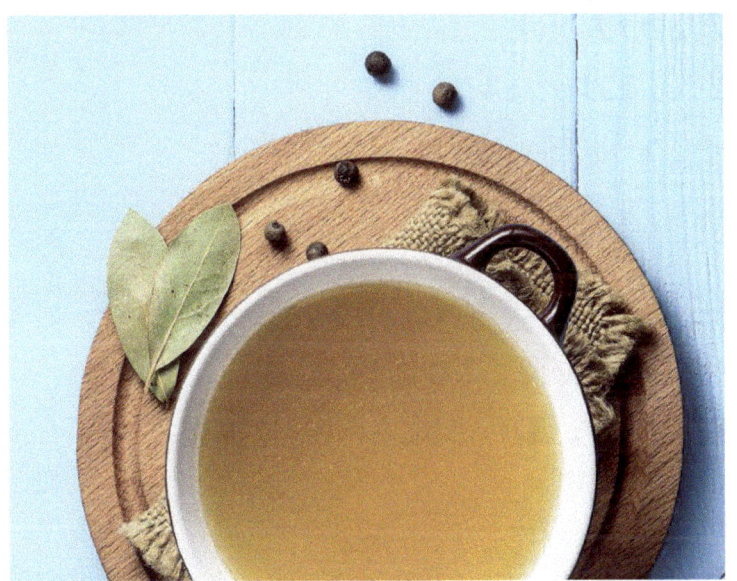

作る：1

- 鶏がらスープ 1カップ
- 2オンスの缶入りココナッツミルク
- 生姜汁 小さじ1

手順

a) 小鍋に鶏がらスープを入れて中火にかけます。
b) 他の材料をすべて加え、混ぜ合わせます。
c) 約5分間煮込みます。温かいうちにお召し上がりください。

23. シンプル野菜スープ

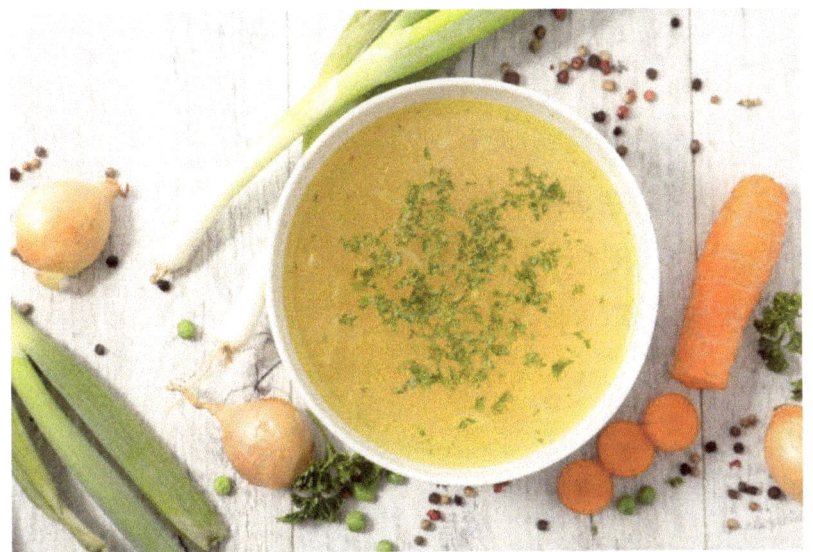

約 6 回分になります

水 8 カップ程度
トウモロコシ 1 本
ねぎ 1/2 カップ、緑色の部分のみ
ネギ 1/2 カップ（緑色の部分のみ）
にんじん 2 本（粗く刻む）
パースニップ 2 個（粗く刻む）
セロリの中茎 1 本
月桂樹の葉 1 枚
塩 小さじ 1/2
挽きたての黒胡椒 小さじ 1/4
ニンニク入りオイル 大さじ 1

手順

大きな鍋にニンニクを入れた油を加え、ネギとネギを中火で 2～3 分間炒めます。水と残りの材料を加えて中火～強火で煮ます。水が沸騰したら、鍋に蓋をし、弱火にします。1 時間半から 2 時間半、または風味が出るまで煮ます。終わったら野菜を取り出します。すぐに使用しない場合は、スープを容器に注ぎ、保存します。チキンスープやビーフスープのように取り除く層はありません。

24. <u>野菜味噌スープ</u>

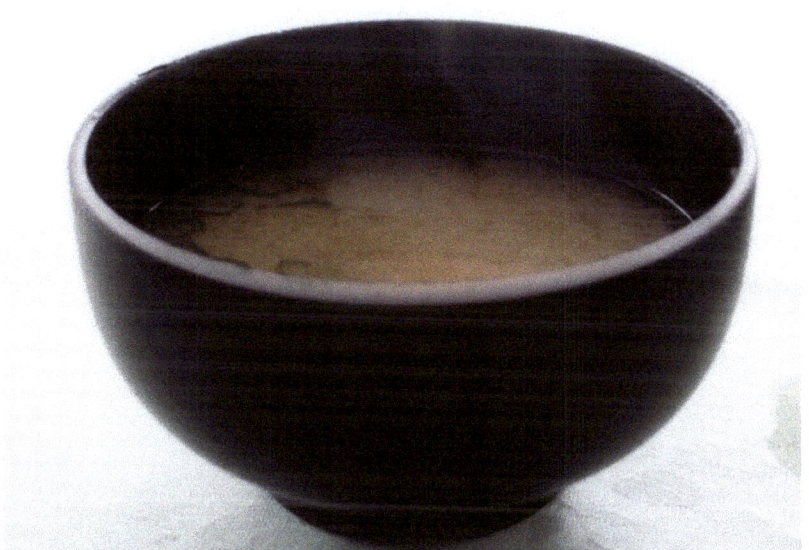

作る：1

- 野菜スープ 1カップ
- 海苔 2枚（薄くスライス）
- 味噌 小さじ2

手順

a) 小鍋に野菜スープを入れて中火にかけます。

b) 海苔を加えて5分ほど煮る。

c) 火から下ろし、味噌を加えて混ぜます。

d) 温かいうちにお召し上がりください。

25. 風味豊かな野菜スープ

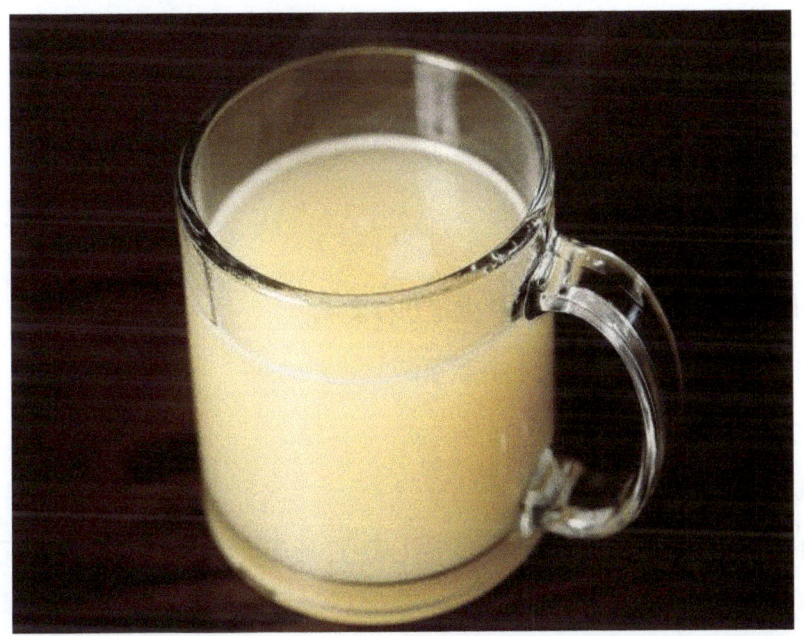

作る：1

- 野菜スープ 1カップ
- ヒラタケ 1/4カップ
- 煎りごま油 小さじ1

手順

a) 小鍋に野菜スープを入れて中火にかけます。

b) 他の材料を加えて混ぜ合わせます。

c) 約5分間煮込みます。

d) 温かいうちにお召し上がりください。

e) キノコを取り出して別の用途に使用したり、そのままにしてスープとして楽しんだりできます。

26. 牛骨スープ

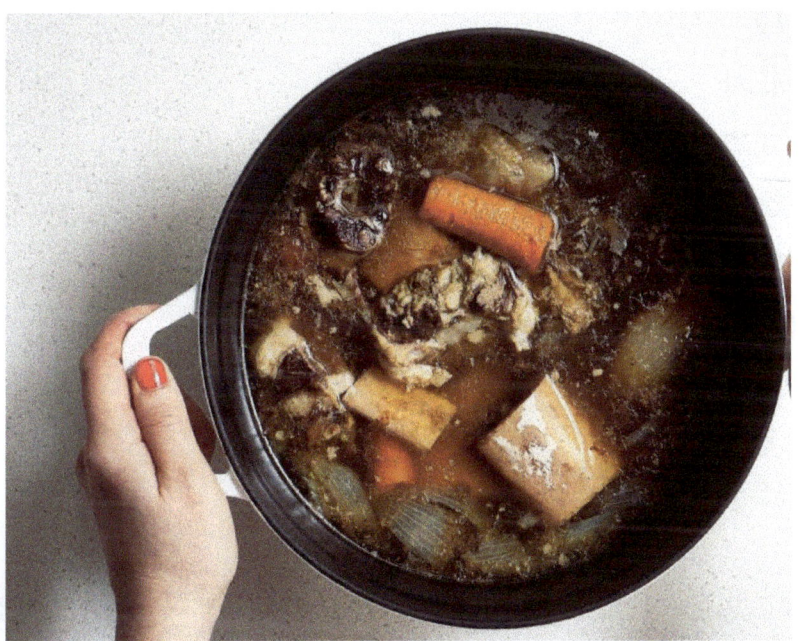

約 6 回分になります

水 8 カップ
牛骨 2 ポンド
にんじん 2 本（粗みじん切り）
セロリの茎 1 本（粗く刻む）
パースニップ 1 個（粗く刻む）
月桂樹の葉 2 枚
塩 小さじ 1/2
胡椒 5 個

手順

大きな鍋に水を入れて中火にかけます。他の材料をすべて加えて沸騰させます。水が沸騰したら、鍋に蓋をし、弱火にして煮ます。約 2 時間煮ます。最上層が見つかった場合は、それをすくい取ります。骨と野菜を取り除いて捨て、冷まして冷蔵庫に保管します。スープは冷蔵庫で約 3 日間、冷凍庫で 6 か月間保存できます。冷蔵すると脂肪の層が表面に浮き上がりますので、使用前に取り除きます。そのまま飲むだけでなく、さまざまな用途にお使いいただけます。

27. アップグレードされたボーンブロスを飲む

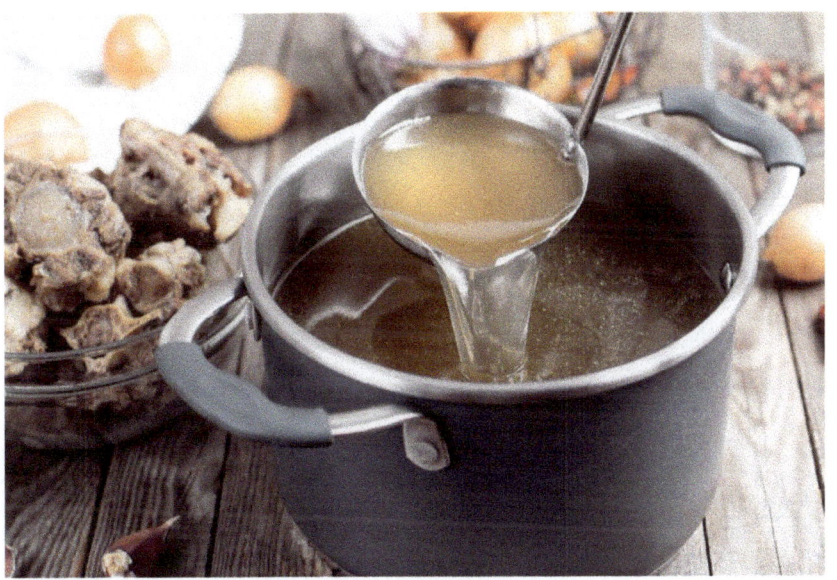

作る：1

- 骨スープ 1カップ
- 2オンスのココナッツミルク
- ターメリック粉末 小さじ1/4
- 生姜汁 小さじ1
- 新鮮なライムジュース 小さじ1/2
- シナモン粉 小さじ1/4
- グラウンドカルダモン 小さじ1/4
- カイエンペッパー ひとつまみ
- ひとつまみの塩

手順

a) 小鍋にボーンブロスを入れて中火にかけます。
b) 他の材料をすべて加え、混ぜ合わせます。温かいうちにお召し上がりください。

ジュース

28. キープ・イット・グリーン

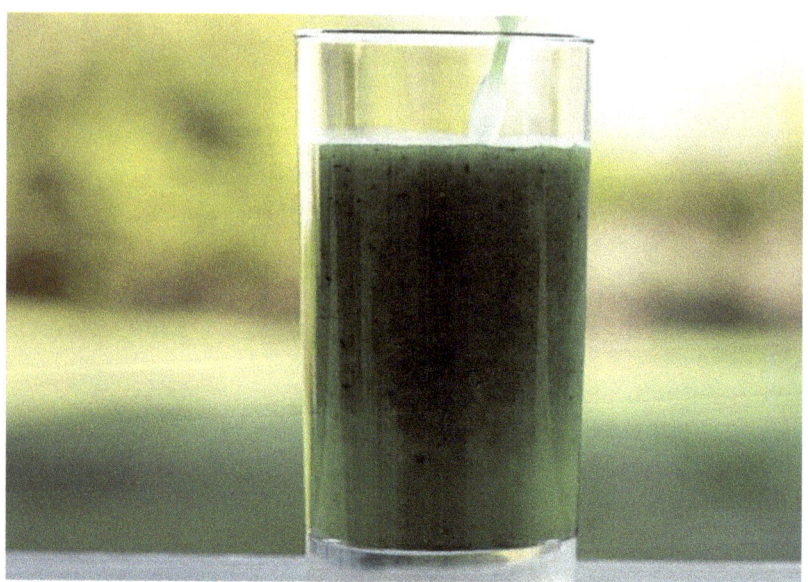

作る：1

ケールの葉 2 枚
キュウリ 1 本
ライム 1/2 個
フェンネルの茎 1 本

手順

すべての材料を洗って軽くたたくように乾燥させます。ライムの皮を剥くか切ります。すべての材料をジューサーに入れます。必要に応じて、ジュースをストレーナーに注ぎます。

29. スイートメアリー

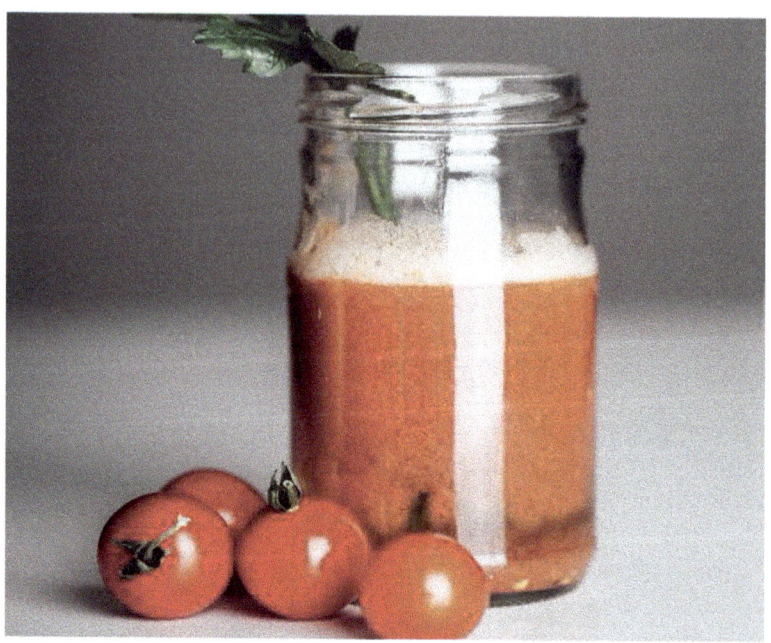

作る：1

中くらいのトマト 1 個またはトマトジュース 1/2 カップ
にんじん 3 本またはにんじんジュース 1/2 カップ
セロリの茎 1/4 本
レモン 1/4
パセリ（飾り用）（お好みで）

手順

すべての材料を洗って軽くたたくように乾燥させます。レモンの皮を剥くか切ります。すべての材料をジューサーに入れます。果汁をザルに注ぎ、お好みでパセリを飾ります。

30. ビートをくれ

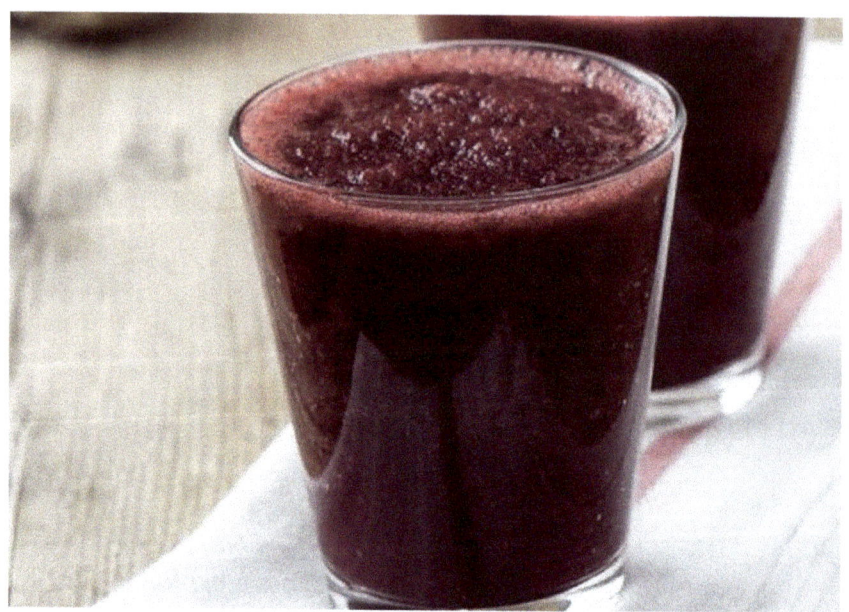

作る：1

にんじん 1本と半分
オレンジ 1/2個
ビーツ 1/3カップ
皮をむいた生姜 1/2インチ片（お好みで）

手順

すべての材料を洗って軽くたたくように乾燥させます。オレンジの皮を剥くか切ります。すべての材料をジューサーに入れます。必要に応じて、ジュースをストレーナーに注ぎます。

31. ストロベリーレーン

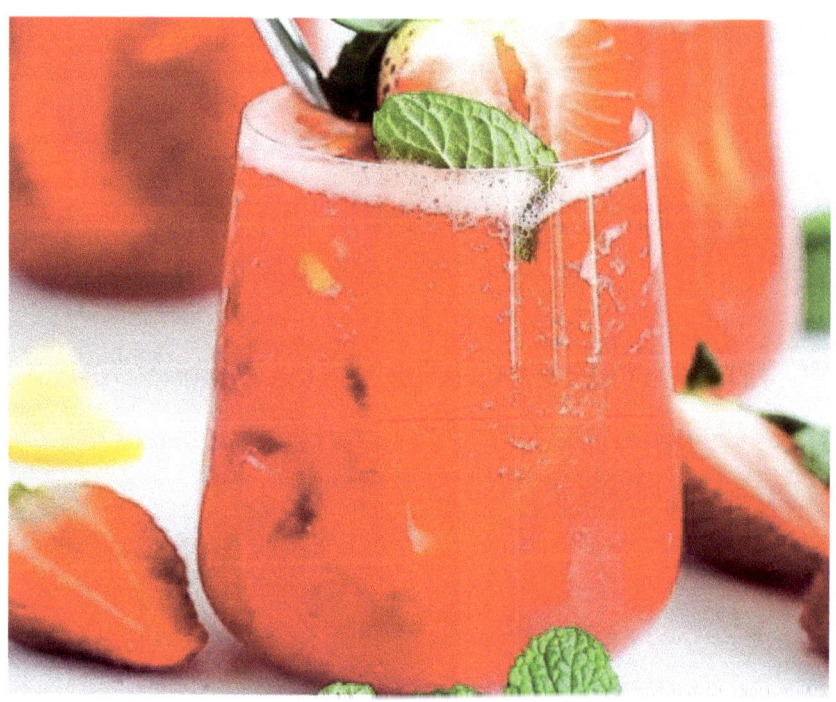

作る：1

イチゴ 4 個（皮付き）
ビーツ 1/3 カップ
レモン 1/2 個
皮をむいた生姜 1/2 インチ片

手順
すべての材料を洗って軽くたたくように乾燥させます。レモンの皮を剥くか切ります。すべての材料をジューサーに入れます。必要に応じて、ジュースをストレーナーに注ぎます。

32. ピックアップライム

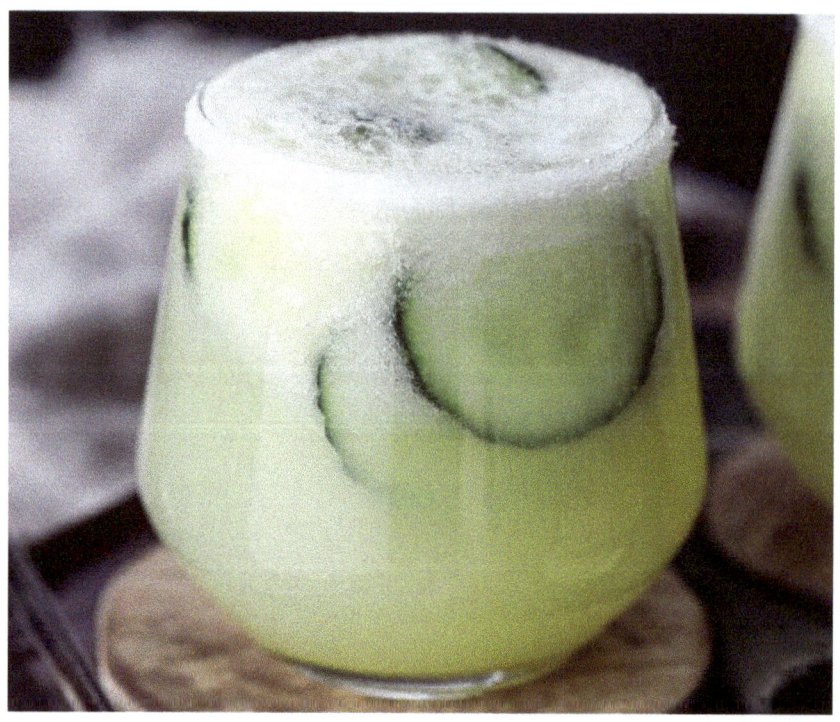

作る：1

ビーツ 1/3 カップ
キュウリ 1 本
ライム 3/4

手順

すべての材料を洗って軽くたたくように乾燥させます。ライムの皮を剥くか切ります。すべての材料をジューサーに入れます。必要に応じて、ジュースをストレーナーに注ぎます。

33. ヘルスキッカー

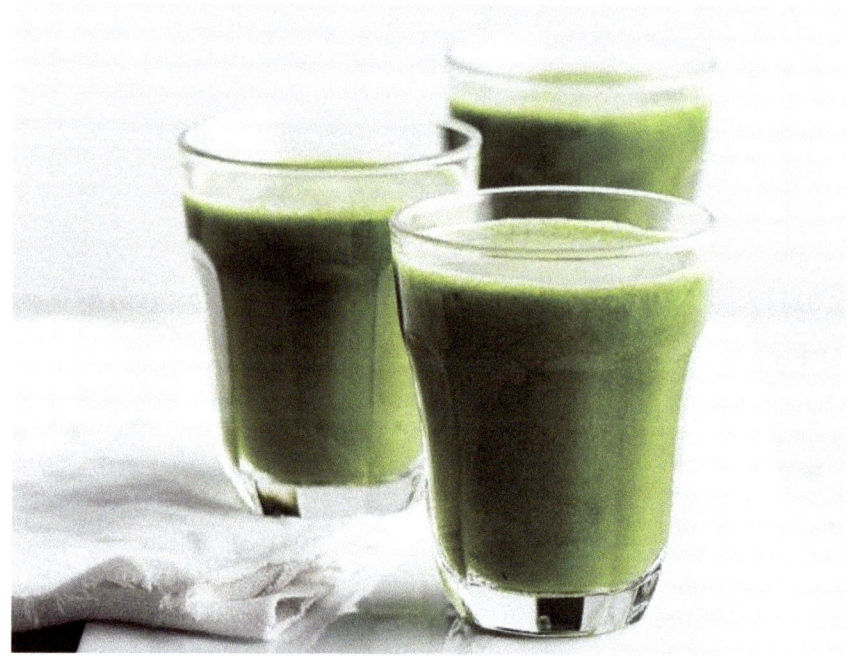

作る：1

にんじん 3 本またはにんじんジュース 1/2 カップ
ケール 1/2 束
レモン 1/4
皮をむいた生姜 1/2 インチ片

手順
すべての材料を洗って軽くたたくように乾燥させます。レモンの皮を剥くか切ります。すべての材料をジューサーに入れます。必要に応じて、ジュースをストレーナーに注ぎます。

34.　オレンジ秘伝ジュース

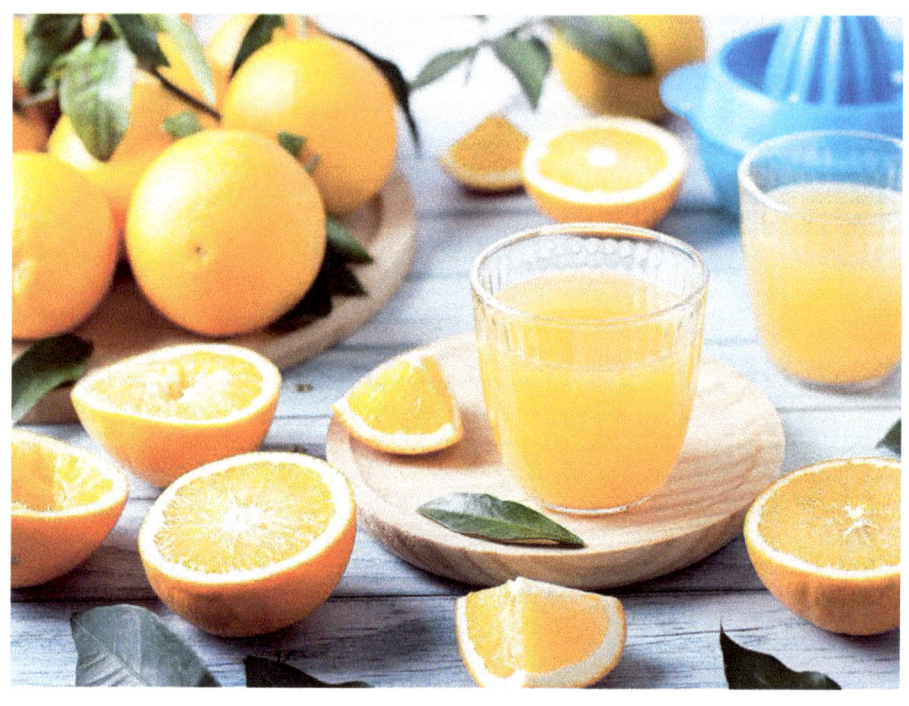

作る：1

ニンジン 2 本
パイナップル 1/2 カップ
レモン 1/2 個
皮をむいたターメリック 1/2 インチ片、またはターメリック パウダー 小さじ 1/4
皮をむいた生姜 1/2 インチ片

手順

すべての材料を洗って軽くたたくように乾燥させます。レモンの皮を剥くか切ります。すべての材料をジューサーに入れます。必要に応じて、ジュースをストレーナーに注ぎます。楽しみ！

35. ヒートの渇きを潤すもの

作る：1

ビーツ 1/3 カップ
キュウリ 3/4
ケール 1 束
レモン 1/4

手順

すべての材料を洗って軽くたたくように乾燥させます。レモンの皮を剥くか切ります。すべての材料をジューサーに入れます。必要に応じて、ジュースをストレーナーに注ぎます。

36. キャロットトップ

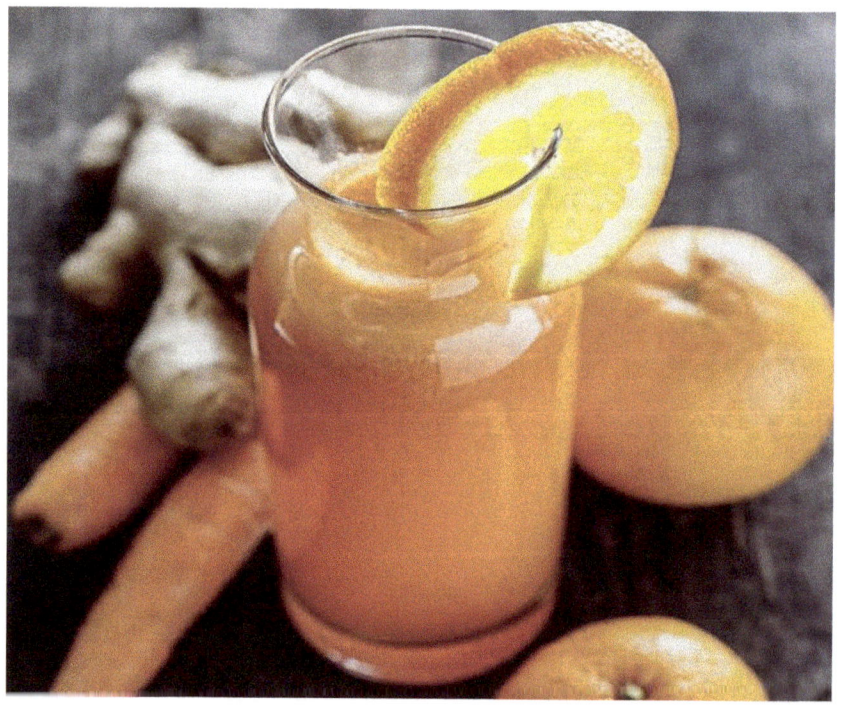

作る：1

にんじんジュース 1/2 カップ（にんじん約 4 本分）
オレンジ 1/2 個
ライム 1/4
皮をむいた生姜 1/2 インチ片

手順
すべての材料を洗って軽くたたくように乾燥させます。ライムとオレンジの皮を剥くか切ります。すべての材料をジューサーに入れます。必要に応じて、ジュースをストレーナーに注ぎます。楽しみ！

37. ポパイほうれん草パンチ

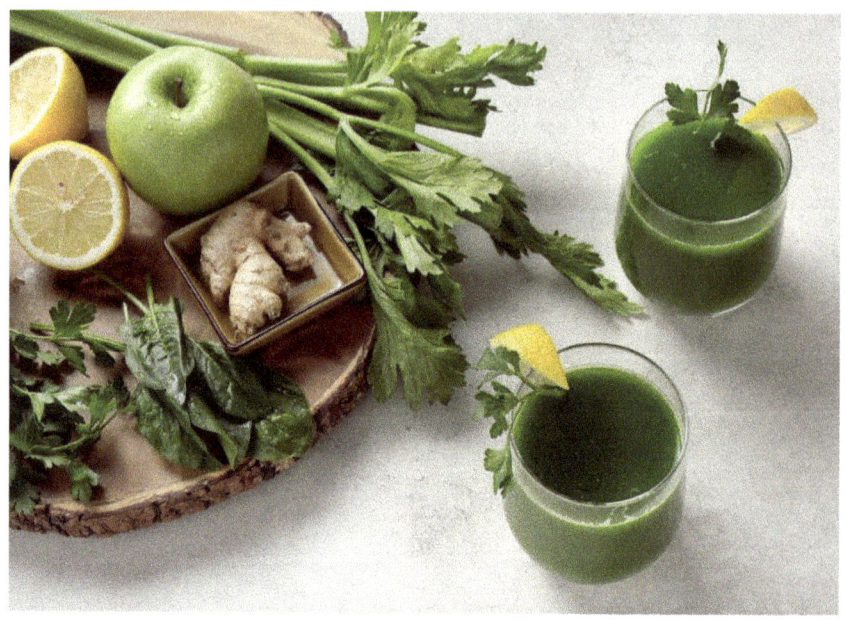

作る：1

ほうれん草 2カップ（よく洗ったもの）
オレンジ 1/2個
レモン 1/4
皮をむいた生姜 1/4インチ片 1個

手順
すべての材料を洗って軽くたたくように乾燥させます。オレンジとレモンの皮を剥くか切ります。すべての材料をジューサーに入れます。必要に応じて、ジュースをストレーナーに注ぎます。楽しみ！

38. ミントジュースのヒント

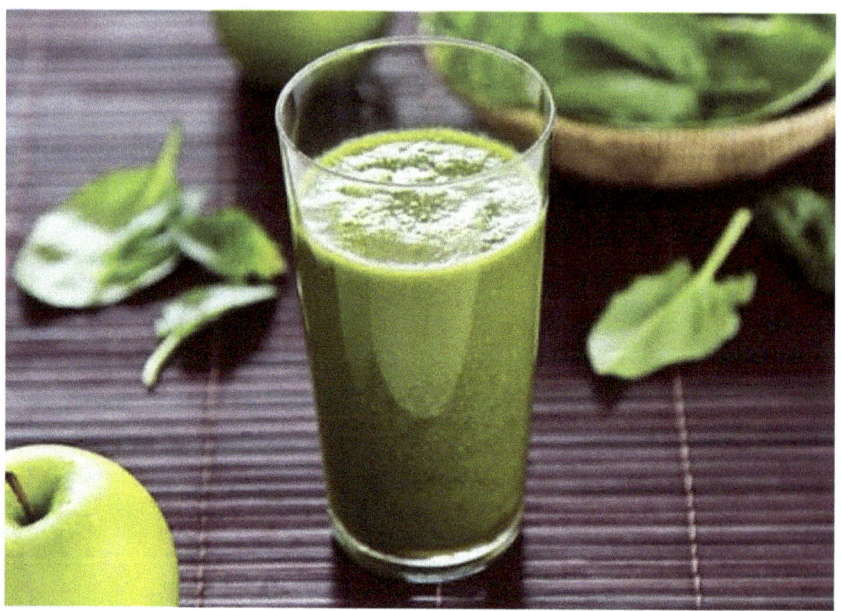

作る：1

パックされたケール　1 カップ
よく洗ったほうれん草　1 カップ
キュウリ　3/4
刻んだフレッシュミント　大さじ 2

手順
すべての材料を洗って軽くたたくように乾燥させます。すべての材料をジューサーに入れます。必要に応じて、ジュースをストレーナーに注ぎます。楽しみ！

39. 秘密のスパイス

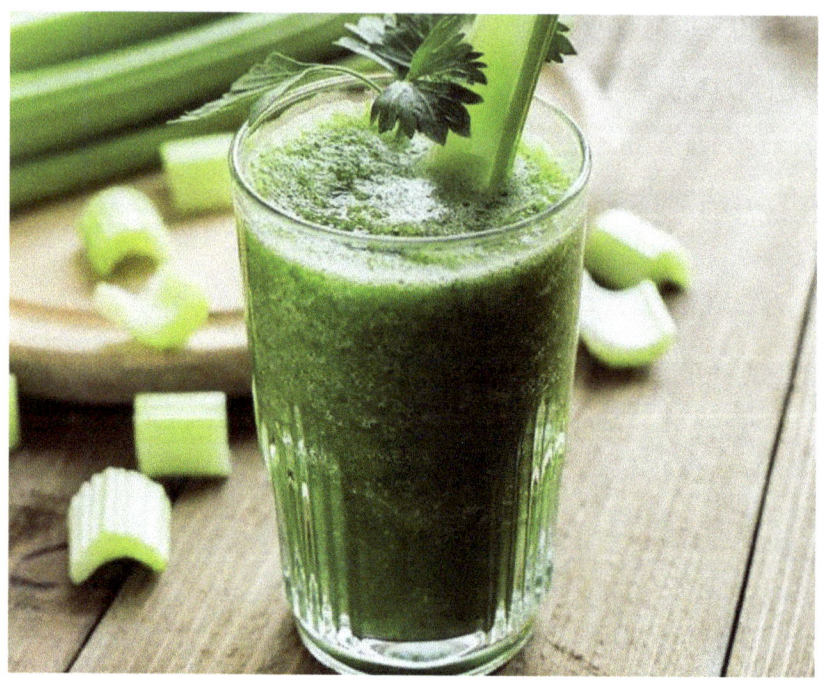

作る：1

キュウリ 3/4
パック入りクレソン 1カップ
セロリの茎 1/4本
レモン 1/4

手順
すべての材料を洗って軽くたたくように乾燥させます。レモンの皮を剥くか切ります。すべての材料をジューサーに入れます。必要に応じて、ジュースをストレーナーに注ぎます。楽しみ！

40. 街中のジュース

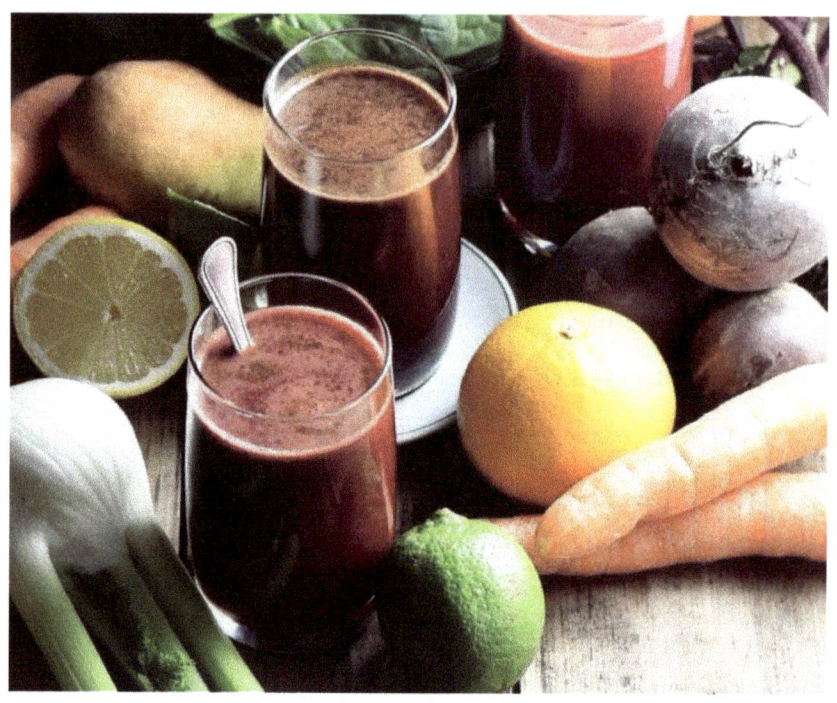

作る：1

ビーツ 1/3 カップ
ニンジン 2 本
キュウリ 1/2 本
ほうれん草 1 カップ（よく洗ったもの）
オレンジ 1/2 個
レモン 1/4

手順

すべての材料を洗って軽くたたくように乾燥させます。オレンジとレモンの皮を剥くか切ります。すべての材料をジューサーに入れます。必要に応じて、ジュースをストレーナーに注ぎます。楽しみ！

暖かくて心地よいドリンク

41. ゴールデンミルクラテ

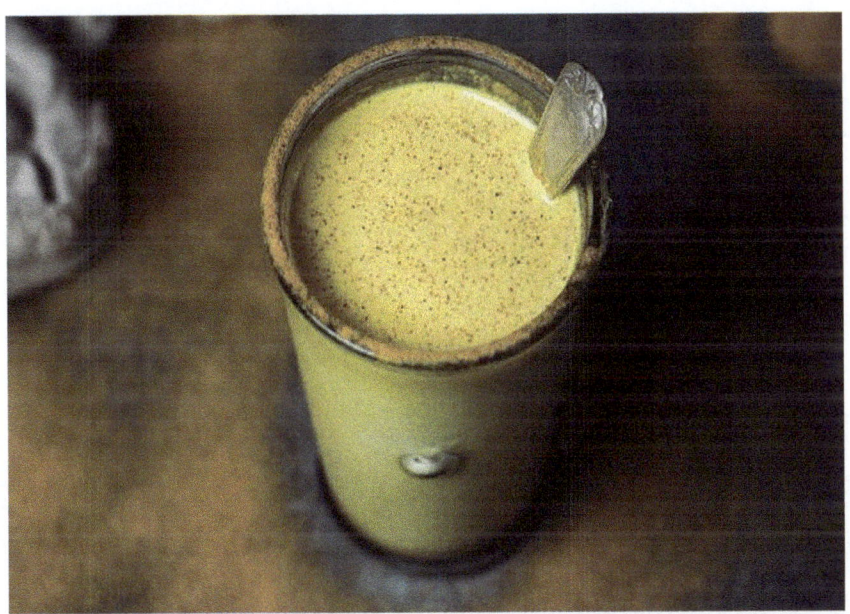

作る：1

アーモンドミルク　1 と 1/2 カップ
ココナッツオイル　大さじ 1
ピュアメープルシロップ　大さじ 1
ターメリック粉末　小さじ 1
挽いたシナモン小さじ 1/2、またはシナモンスティック 1 本
皮をむいた生姜　1 インチ片　1 個

手順

小さな鍋にアーモンドミルクを入れて中火で沸騰させます。沸騰させないでください。残りの材料をすべて加え、かき混ぜながら約 2 分間調理します。生姜を取り除きます。

42. ペパーミントホットチョコレート

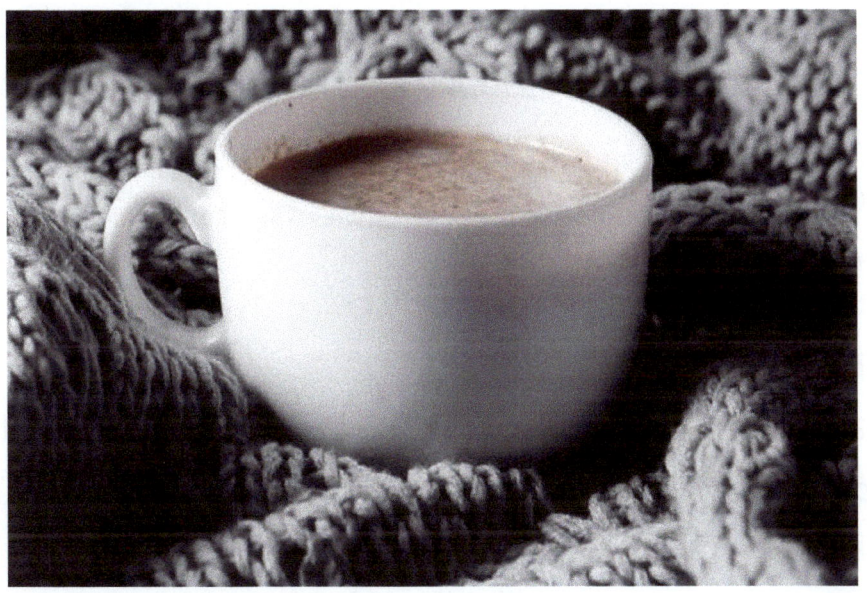

作る：1

アーモンドミルクまたはその他の無乳糖ミルク 1 カップ（またはココナッツミルク 1/2 カップとアーモンドミルクまたは他の無乳糖ミルク 1/2 カップ）
ペパーミントエキス 小さじ 1/4
無糖カカオパウダー 小さじ山盛り 2 杯

手順
小さな鍋に牛乳を入れて弱火で加熱するか、ミルク泡立て器で加熱します。カカオパウダーとペパーミントエキスを加えて泡立て器で混ぜます。沸騰させないでください。

43. ナッティ抹茶ラテ

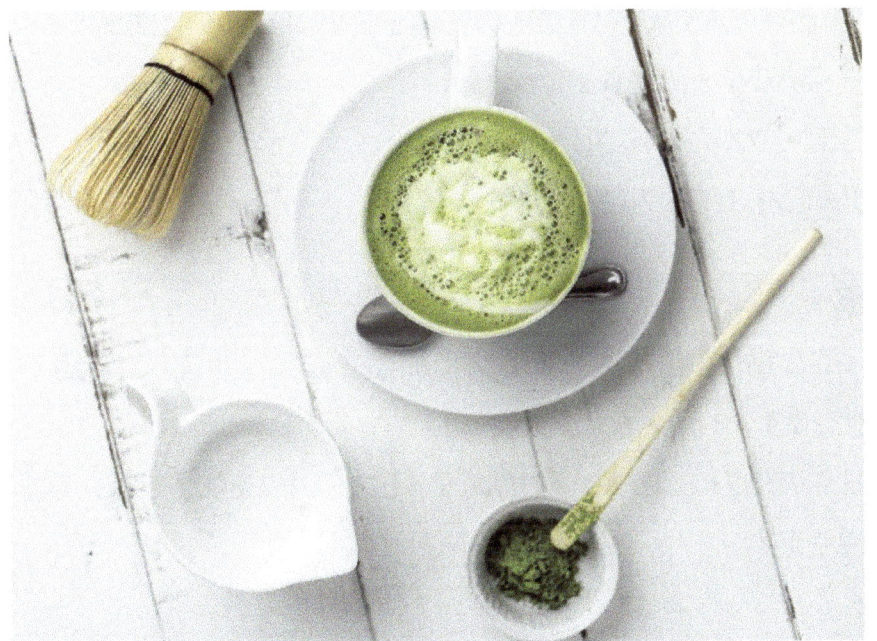

作る：1

- アーモンドミルクまたはその他の乳糖を含まないミルク　1カップ
- 抹茶パウダー　小さじ1
- ココナッツオイル　小さじ1/2
- アーモンドエキス　小さじ1/8

手順

a) 小さな鍋に牛乳を入れて弱火で加熱するか、ミルク泡立て器で加熱します。
b) 抹茶パウダー、ココナッツオイル、アーモンドエキスを加えて泡立て器で混ぜます。

44. チャイラテ

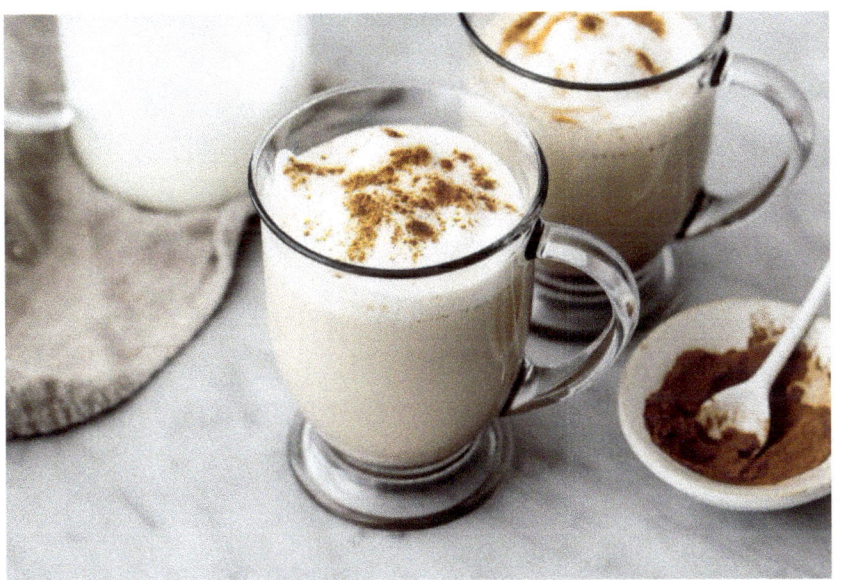

作る：1

- 水 1 カップ
- 無乳糖ミルクまたはオーツミルク 1/2 カップ
- 紅茶ティーバッグ 1 個または紅茶ティースプーン小さじ 2 杯
- カルダモンポッド 4 個
- シナモンスティック 1 本
- 皮をむいた生姜 1 インチ（1 インチ）片、スライス
- 黒胡椒 3 個
- フェンネルシード 小さじ 1/2
- 砂糖（お好みで）

手順

a) 小さな鍋に水と牛乳を入れて中火で沸騰させます。沸騰させないでください。

b) 残りの材料をすべて加え、かき混ぜながら 2 分間調理します。

c) ストレーナーを通してマグカップに注ぎ、お召し上がりください。

45. ホットレモンベリーエイド

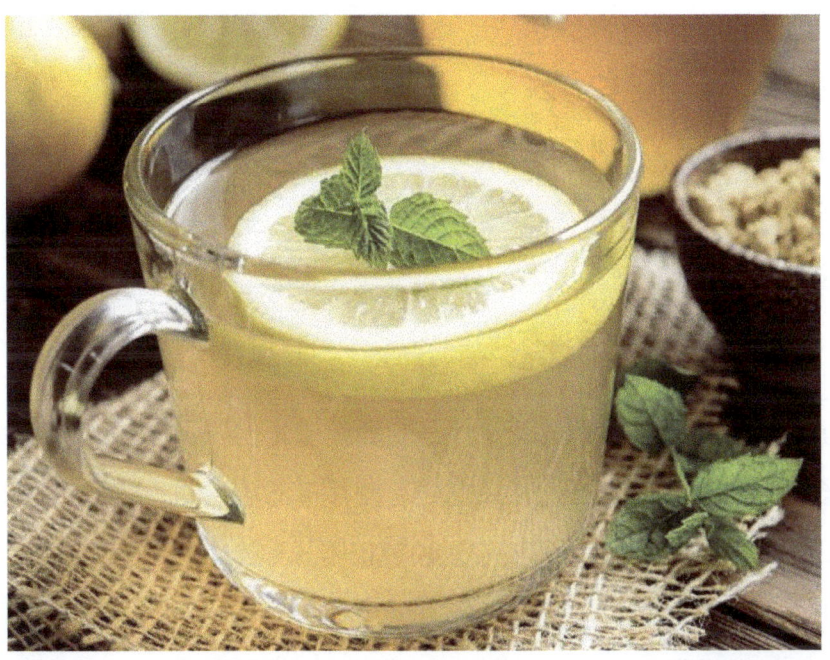

作る：1

水 1カップ
新鮮なレモン汁 小さじ 1/2
生の生姜のスライス 2枚、または生姜汁 小さじ 1/2
ピュアメープルシロップ（お好みで）
ミント、飾り用（お好みで）

手順
小さな鍋に水を沸騰させ、レモン汁と生姜を加え、メープルシロップを使用する場合は加えます。スライス生姜を使用する場合は、数分間浸してから飲む前に取り出してください。必要に応じてミントを飾ります。

46. <u>チョコレートオレンジラテ</u>

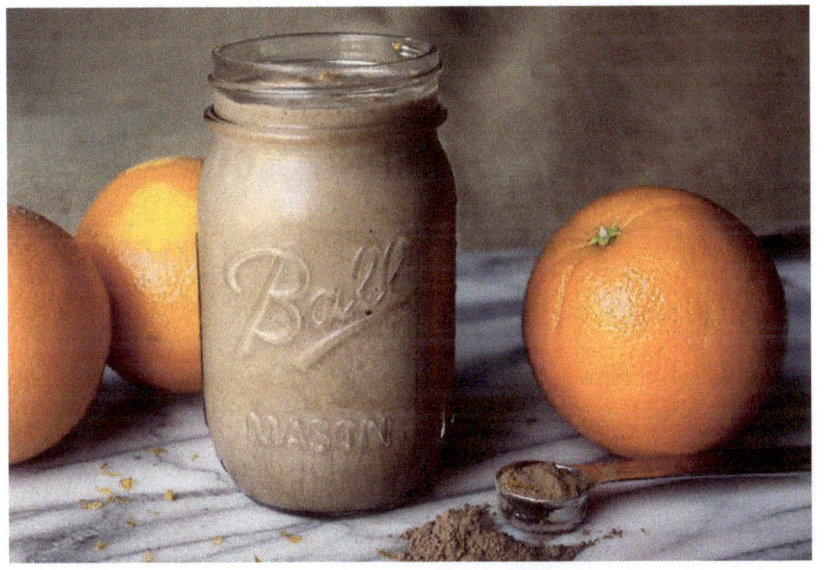

作る：1

無乳糖ミルク、オーツミルク、アーモンドミルク、またはヘンプミルク　1 カップ

無糖カカオパウダー　小さじ山盛り 2 杯

生姜汁　小さじ 1/2

オレンジエキス　小さじ 1/4

ミント、飾り用（お好みで）

手順

小さな鍋に牛乳を入れて弱火で加熱するか、ミルク泡立て器で加熱します。カカオパウダー、生姜汁、オレンジエキスを加えて泡立て器で混ぜます。必要に応じてミントを飾ります。

47. フレッシュジンジャーインフュージョン

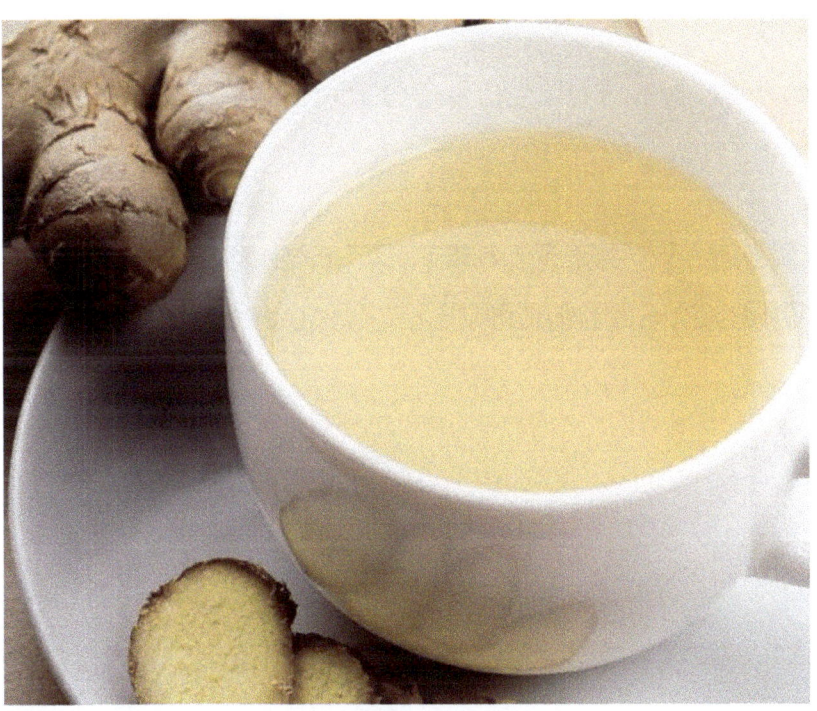

作る：1

水 1 カップ
生姜汁 小さじ 1/2、または生の生姜のスライス数枚

手順

小鍋に湯を沸かし、生姜を入れます。スライス生姜を使用する場合は、数分間浸してから飲む前に取り出してください。

48. ゴジベリーインフュージョン

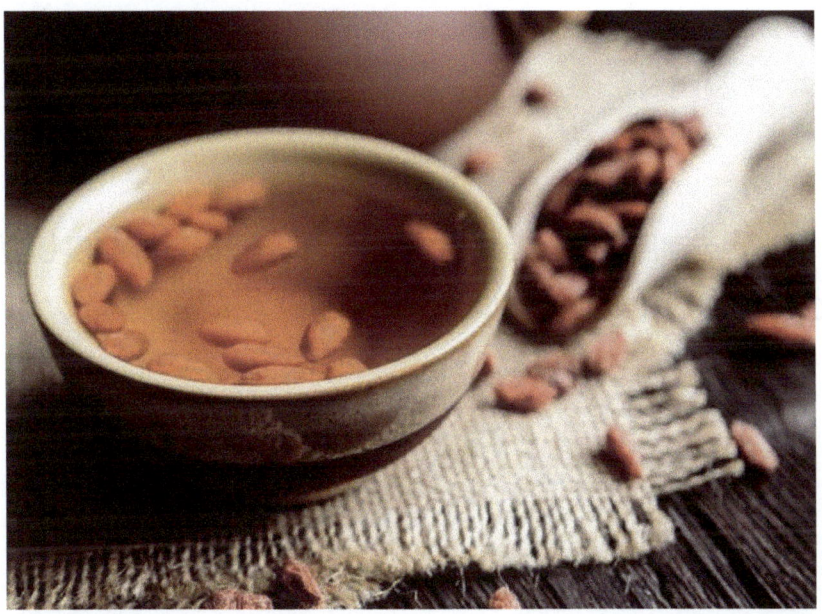

作る：1

水 1 カップ
クコの実 大さじ 1

手順
小さな鍋に水を沸騰させ、クコの実を加えるだけです。5 分間浸してからクコの実を取り出し、煎じてお楽しみください。

49. ターメリック注入

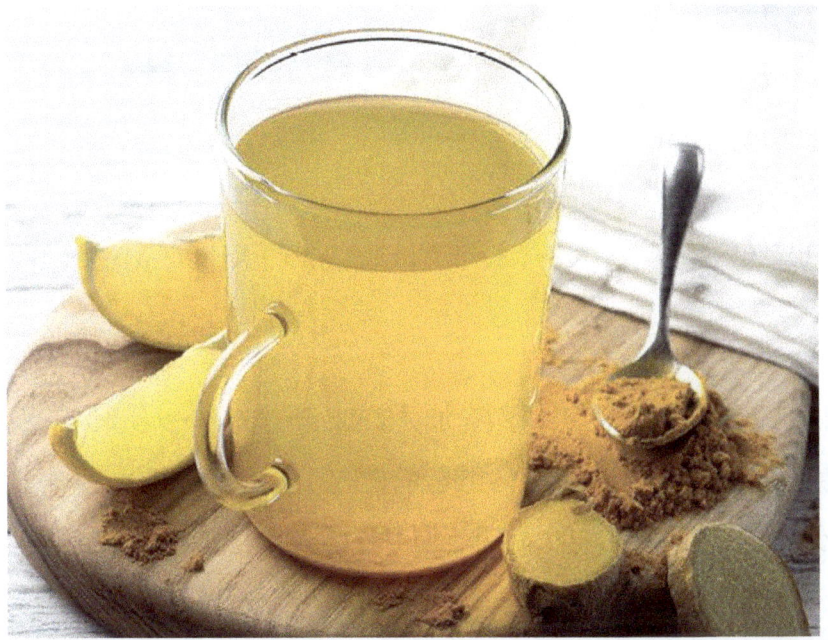

作る：1

水 1 カップ
新鮮なレモン汁　小さじ 1/2
新生姜のすりおろし　小さじ 1/2
カイエンペッパー　ひとつまみ
皮をむいたターメリック　大さじ 1、または挽いたターメリック　小さじ 1/2

手順

小鍋に湯を沸かし、残りの材料を加えます。新鮮なターメリックを使用する場合は、数分間浸してから飲む前に取り出してください。粉末ターメリックを使用する場合は、よくかき混ぜて均一に混ぜます。

50. 抗炎症作用のあるカカオ

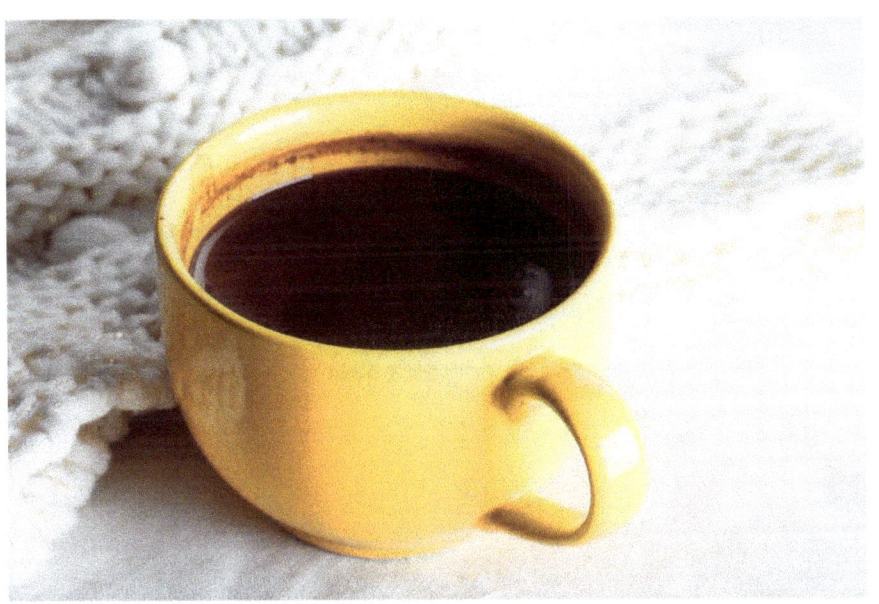

作る：1

無乳糖ミルク、アーモンドミルク、またはヘンプミルク　1 カップ
無糖カカオパウダー　小さじ山盛り 2 杯
ココナッツオイル　小さじ 1
ターメリック粉末　小さじ 1/2

手順

小さな鍋に牛乳を入れて弱火で加熱するか、ミルク泡立て器で加熱します。カカオパウダー、ココナッツオイル、ターメリックを加えて混ぜます。

51. ジンジャーコーヒーラテ

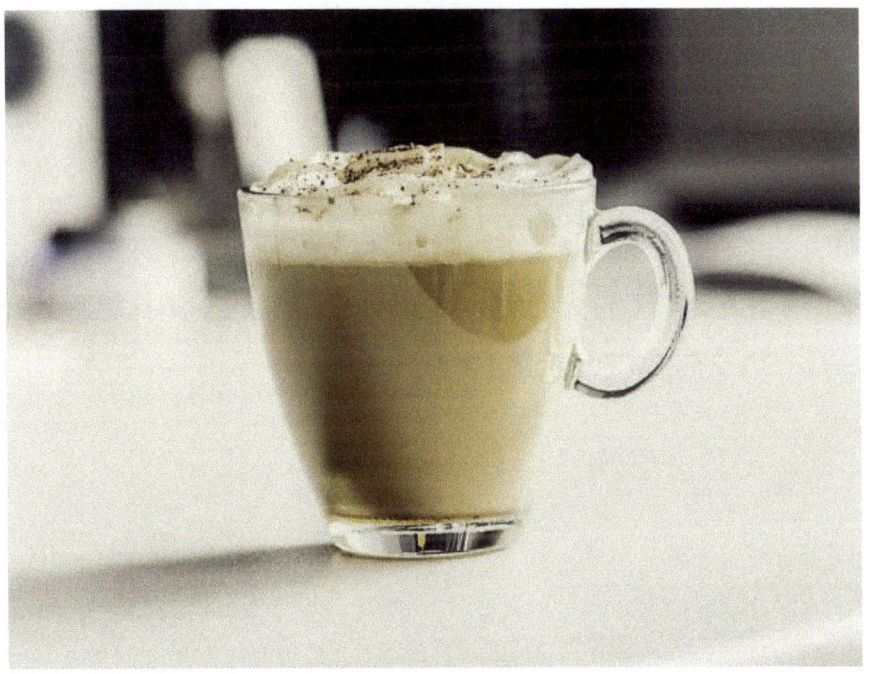

作る：1

無乳糖ミルク、ヘンプミルク、またはアーモンドミルク　1/2 カップ
生姜汁　大さじ 1
淹れたてのコーヒー 1 カップ

手順

小鍋に牛乳を入れて弱火にかけ、生姜汁を加えます。淹れたコーヒーにフレーバーミルクを加えてかき混ぜます。

クールで爽やかドリンク

52. チアリフレッシャー

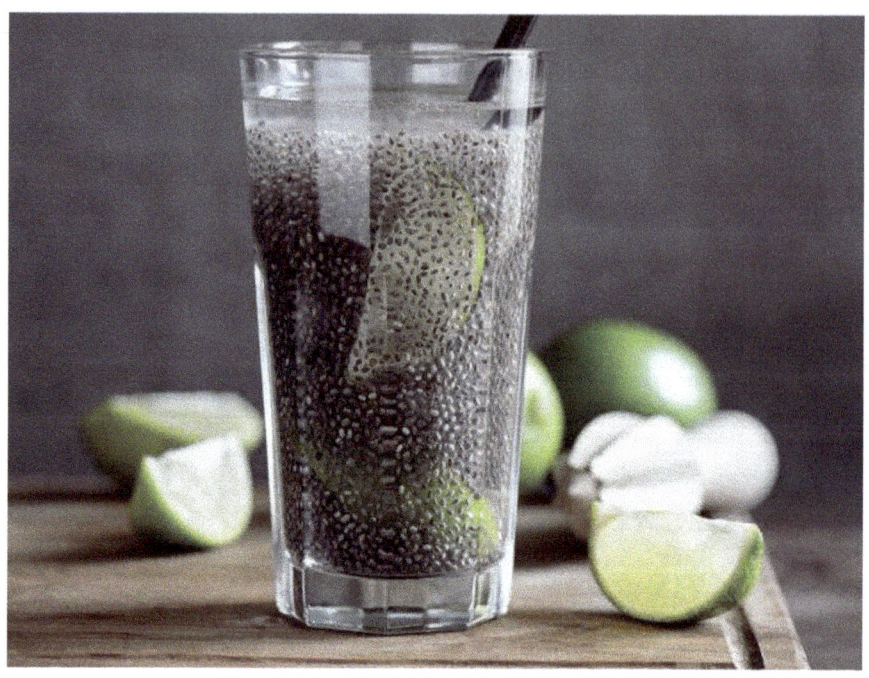

作る：1

4オンスのココナッツウォーター
6オンスの水
1オンスのフレッシュライムジュース
チアシード 大さじ1

手順

大きなグラスにすべての液体材料を入れて混ぜ、チアシードを加えて泡立て、チアシードが飲み物の中で膨らむように約20分間放置します。食べる前にもう一度泡立ててください。

53. チアツイスト

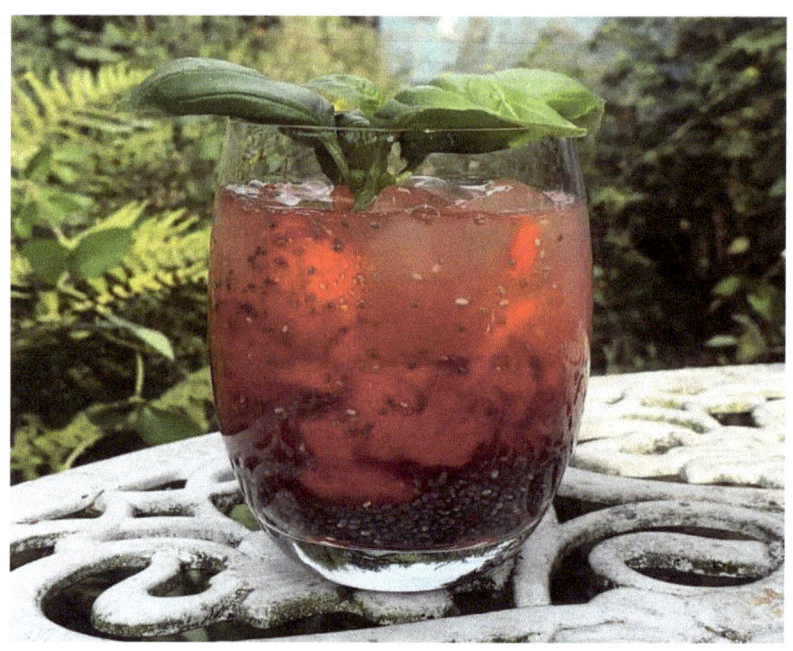

作る：1

4 オンスのココナッツウォーター
6 オンスの水
1 オンスのパイナップルジュース
新鮮なレモン汁　小さじ 1
チアシード　大さじ 1

手順
大きなグラスにすべての液体材料を入れて混ぜ、チアシードを加えて泡立て、チアシードが飲み物の中で膨張するまで約 20 分間放置します。食べる前にもう一度泡立ててください。

54. スパウォーター

メイク数: 6 〜 8

セルツァー 2 リットル
薄くスライスしたペルシャキュウリ 1/2 カップ
薄くスライスしたキンカン 1/2 カップ

手順
すべての材料をピッチャーに入れ、冷蔵庫で少なくとも 1 時間冷やしてからお召し上がりください。

55. スピルリナスマイル

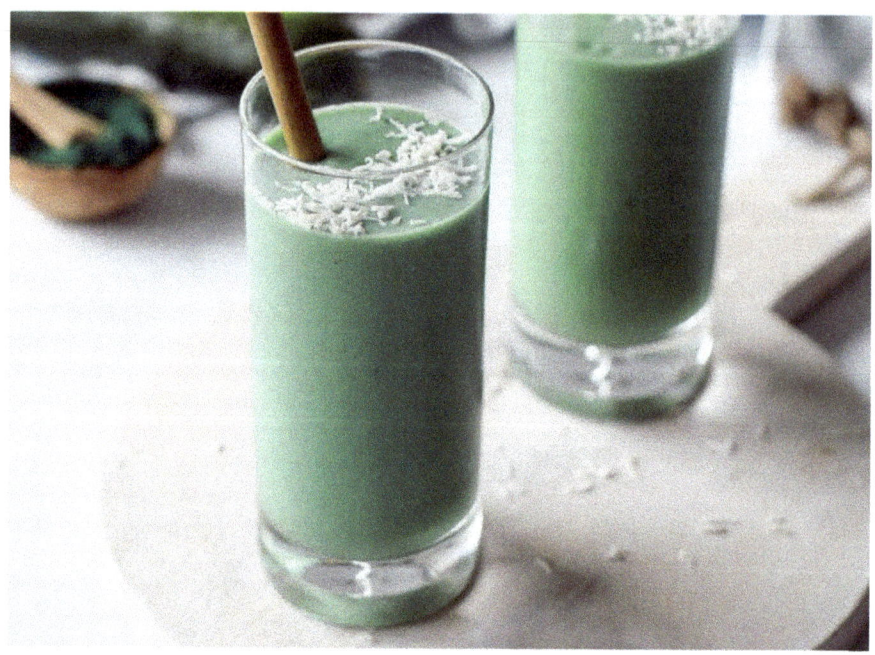

作る：1

クラブソーダ　1 カップ
リンゴ酢　小さじ 1
スピルリナ　小さじ 1/2
生姜汁　小さじ 1/2
新鮮なレモン汁　小さじ 1/2

手順

すべての材料を大きなグラスに入れ、かき混ぜて氷を入れてお召し上がりください。

56. フラットストストレモネード

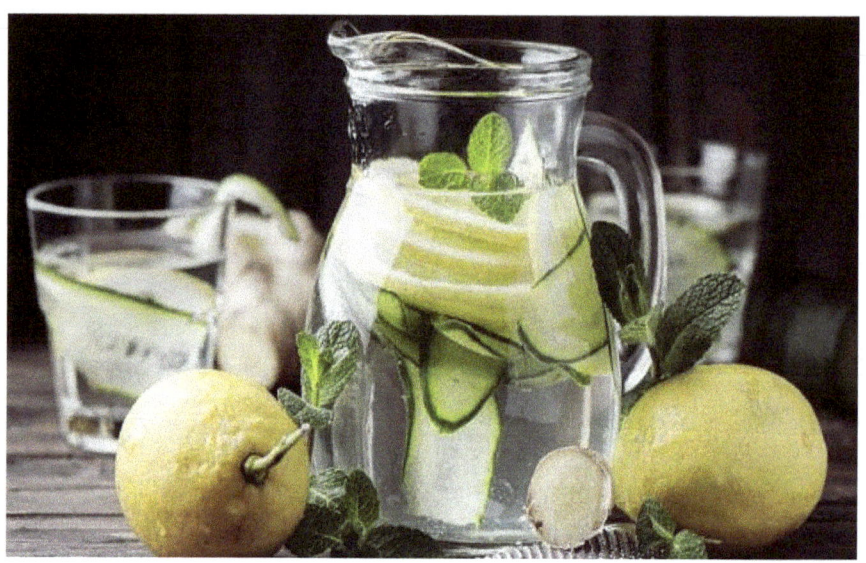

作る：1

- 炭酸水　1 カップ
- ターメリック粉末　小さじ 1/2
- 新鮮なレモン汁　小さじ 1
- ピュアメープルシロップ　小さじ 1

手順

a) すべての材料を大きなグラスに入れ、かき混ぜて氷を入れてお召し上がりください。

57. ターメリックミント

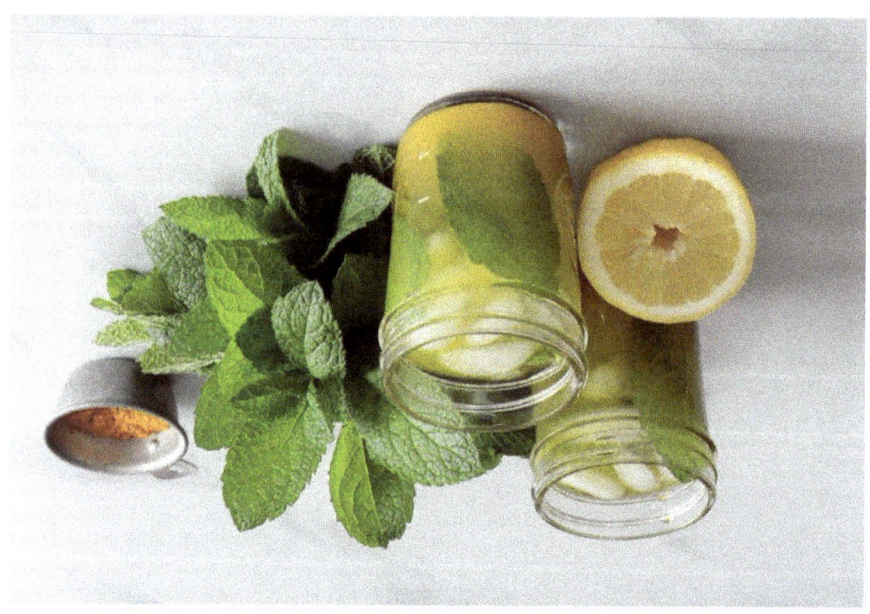

作る：1

クラブソーダ 1 と 1/2 カップ
砕いたミント 大さじ 2
ターメリック粉末 小さじ 1/4

すべての材料を大きなグラスに入れ、かき混ぜます。氷と一緒にお召し上がりください。

58. アイスカカオラテ

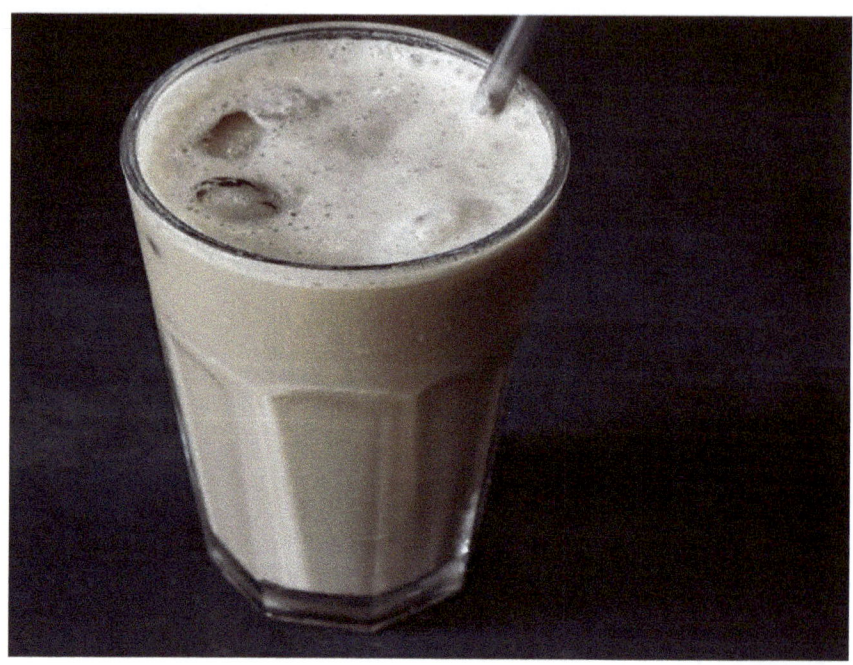

作る：1

オーツミルクまたはその他の無乳糖ミルク　1 カップ
無糖カカオパウダー　小さじ山盛り 2 杯
挽いたシナモン　小さじ 1/2
ピュアバニラエキス　小さじ 1/4

手順

小鍋に牛乳を入れて中火にかけ、残りの材料を入れて混ぜる。冷蔵庫で冷やし、氷を注ぎお召し上がりください。

トニックス

59. レモンジンジャーツイスト

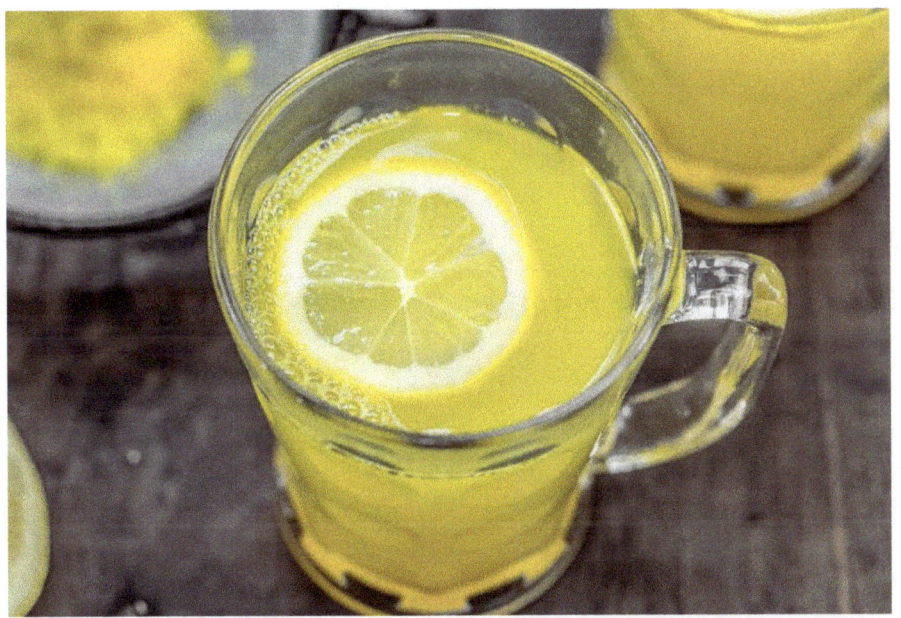

1回分になります

新鮮なレモン汁 小さじ1
生姜汁 小さじ1/2
1オンスのココナッツウォーター

手順
組み合わせてお召し上がりください。

60. ライム・ジング

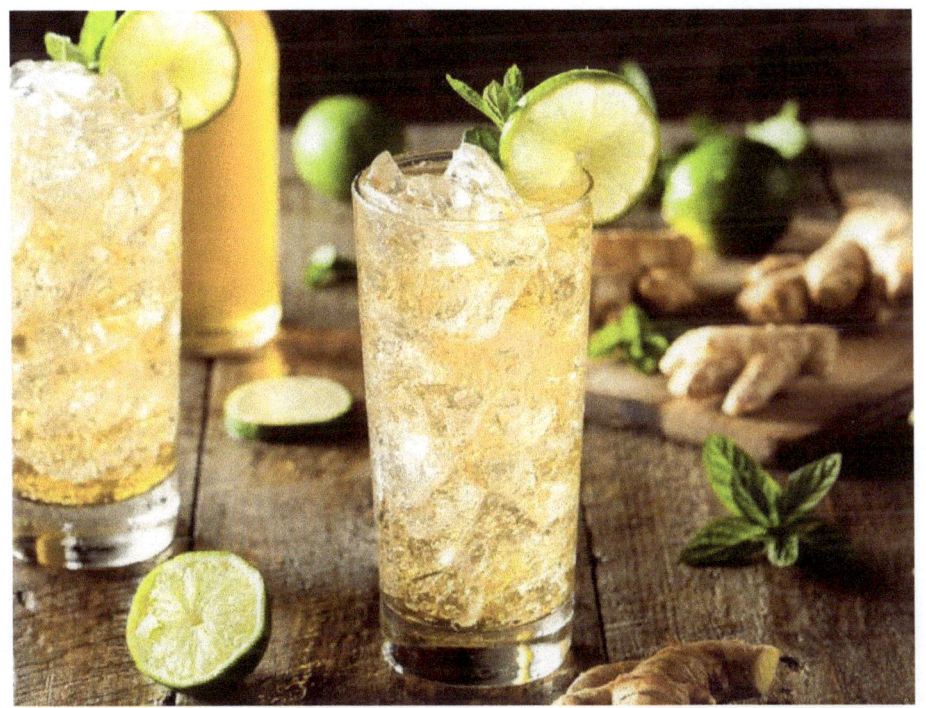

1回分になります

新鮮なライムジュース 小さじ1
ターメリック粉末 小さじ1/8
1オンスのココナッツウォーター

手順

組み合わせてお召し上がりください。

61.　ビートルジュース

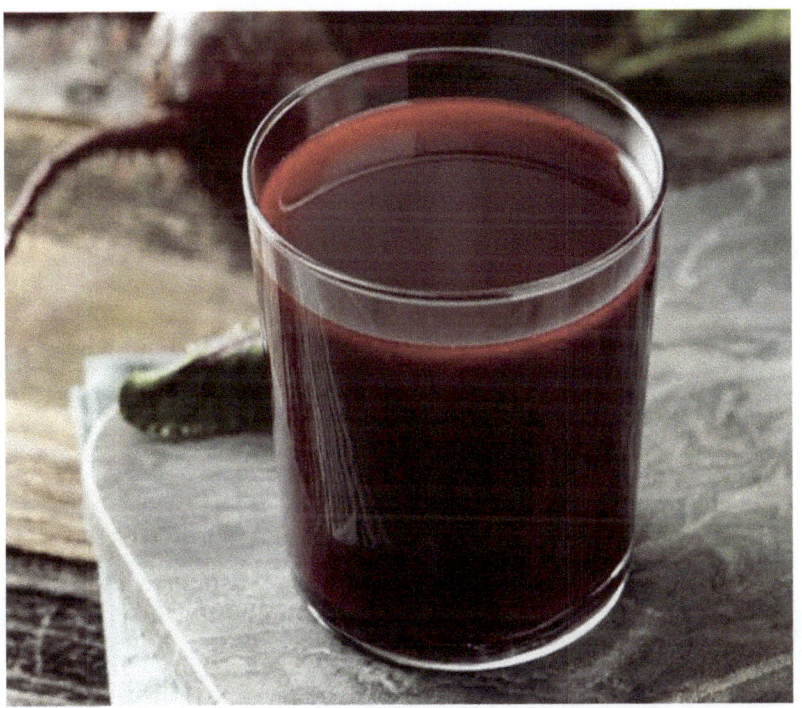

1回分になります

1オンスのビートジュース
生姜汁 小さじ1/2

手順
組み合わせてお召し上がりください。

62. パイナップル ジンジャー エリクサー

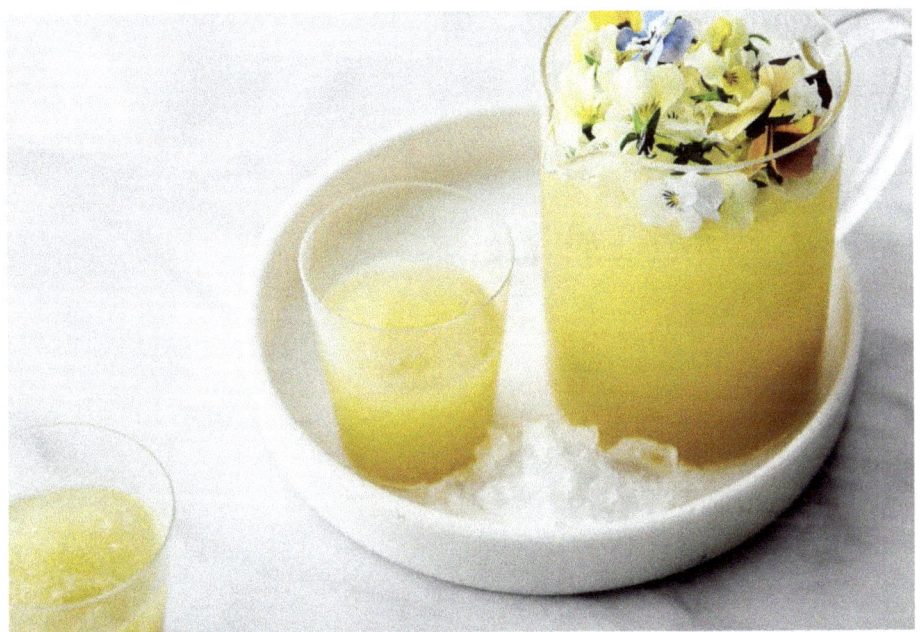

1回分になります

1オンスのパイナップルジュース
生姜汁 小さじ 1/2

手順
組み合わせてお召し上がりください。

63. <u>ターメリックオレンジ</u>

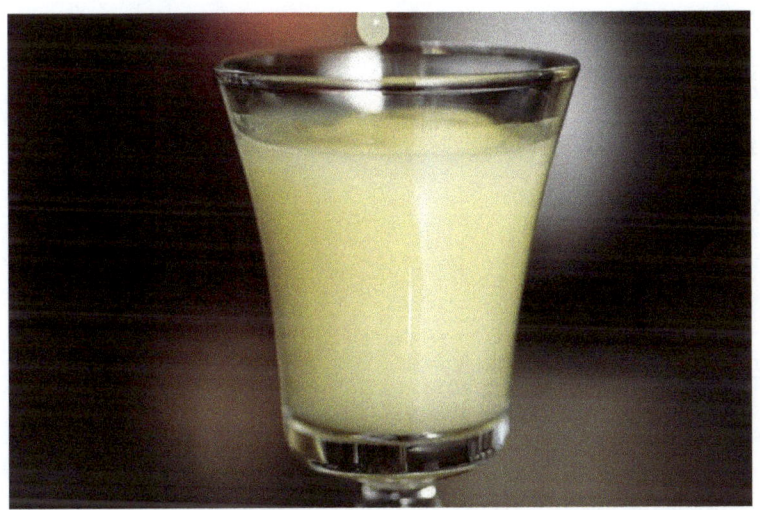

1 回分になります

1 オンスのフレッシュオレンジジュース
ターメリック粉末　小さじ 1/8
新鮮なライムジュース　小さじ 1/4
生姜汁　小さじ 1/4

手順

組み合わせてお召し上がりください。

64. 柑橘類の毒

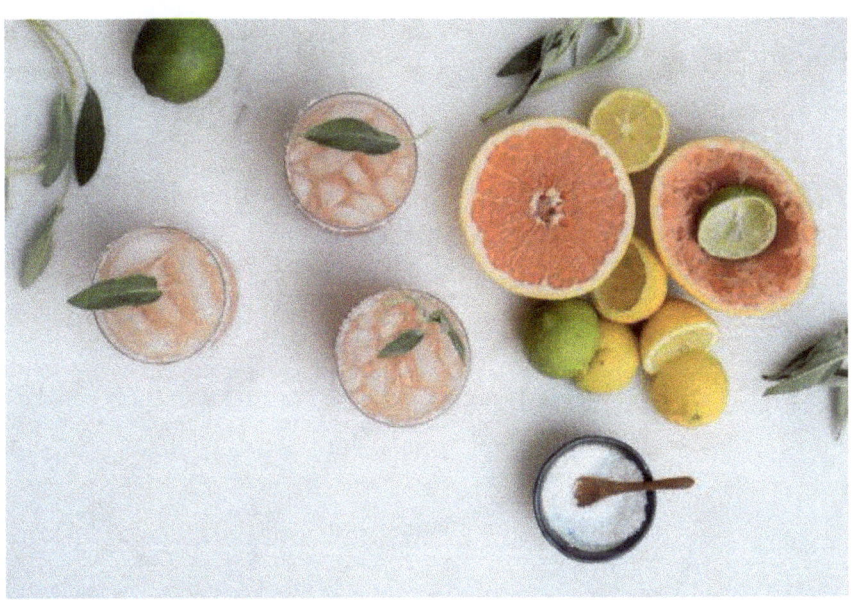

1回分になります

生姜汁 小さじ1/4
1オンスのオレンジジュース
レモン汁 小さじ1/2
カイエンペッパー ひとつまみ

手順
組み合わせてお召し上がりください。

65. フェンネルエリクサー

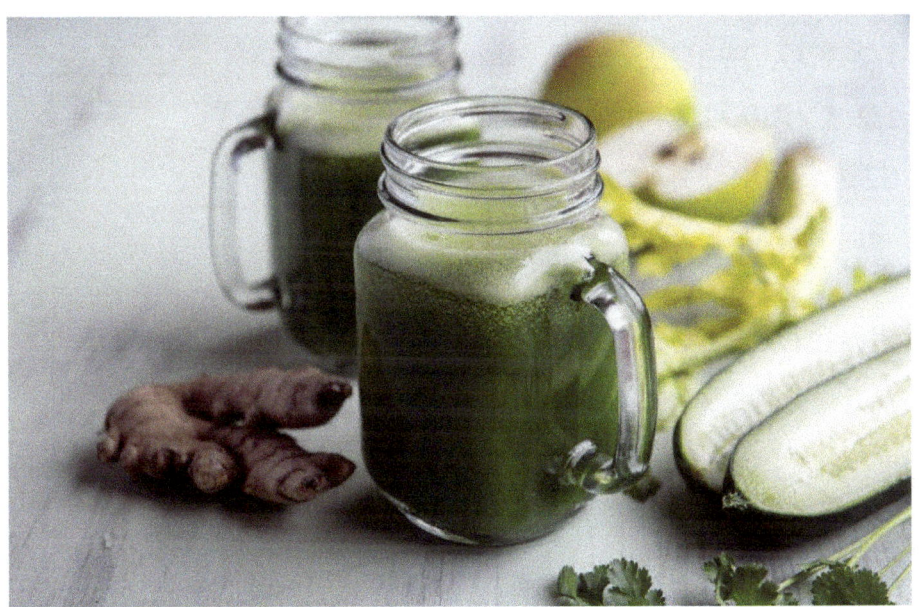

1回分になります

1/2 オンスのキュウリジュース
1/2 オンスのフェンネルジュース
生姜汁 小さじ 1/4

手順
組み合わせてお召し上がりください。

66. ターメリックニンジンエリクサー

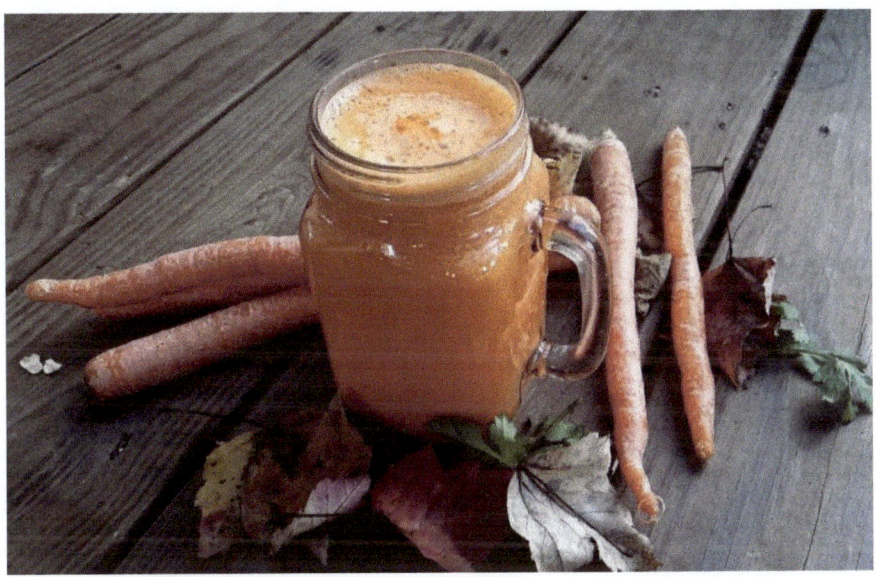

1回分になります

にんじんジュース 1オンス
ターメリック粉末 小さじ1/4

手順
組み合わせてお召し上がりください。

カクテルとモクテル

67. ジンジャーライムウォッカカクテル

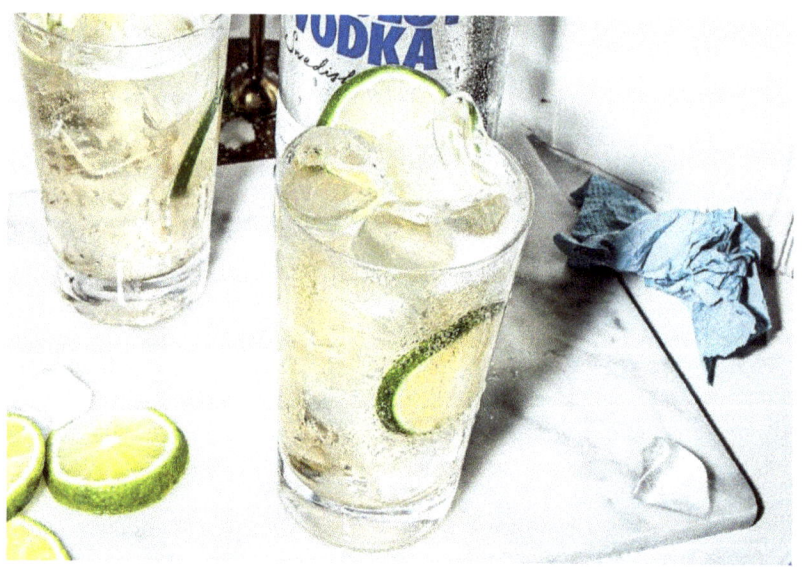

作る：1

ウォッカ 1 オンス（お好みで）
1 オンスのココナッツウォーター
3 オンスの炭酸水（アルコールを使用しない場合は 4 オンスを使用）
生姜シンプルシロップ 小さじ 1（オプション、以下のレシピを参照）
新鮮なライムジュース 小さじ 2
ミント、飾り用（お好みで）

手順

氷を入れたミキシンググラスにすべての材料を入れてかき混ぜます。氷を入れたグラスに注ぎ、ミント（使用する場合）を飾り、お召し上がりください。

ジンジャーシンプルシロップ

カクテルを甘くするには、とても簡単に作れる生姜風味のシンプルなシロップを使うのが好きです。さまざまな用途に使用できるバッチを作るには：カップ 1/4 の砂糖をボウルに入れます。1/2 カップの熱湯を注ぎ、かき混ぜます。風味を付けるために、小さじ 1 杯の新鮮な生姜汁またはスライスした生姜を数枚加えて放置します。生姜汁を加えると生姜の風味がより強くなります。生姜ジュースを作るには、生姜を手ですりおろして液体を取っておくか、ジューサーマシンで作ることができます。スライス生姜を使用する場合は、30 分以上放置してから使用する前に生姜のスライスを取り出してください。

68. テキーラジンジャー

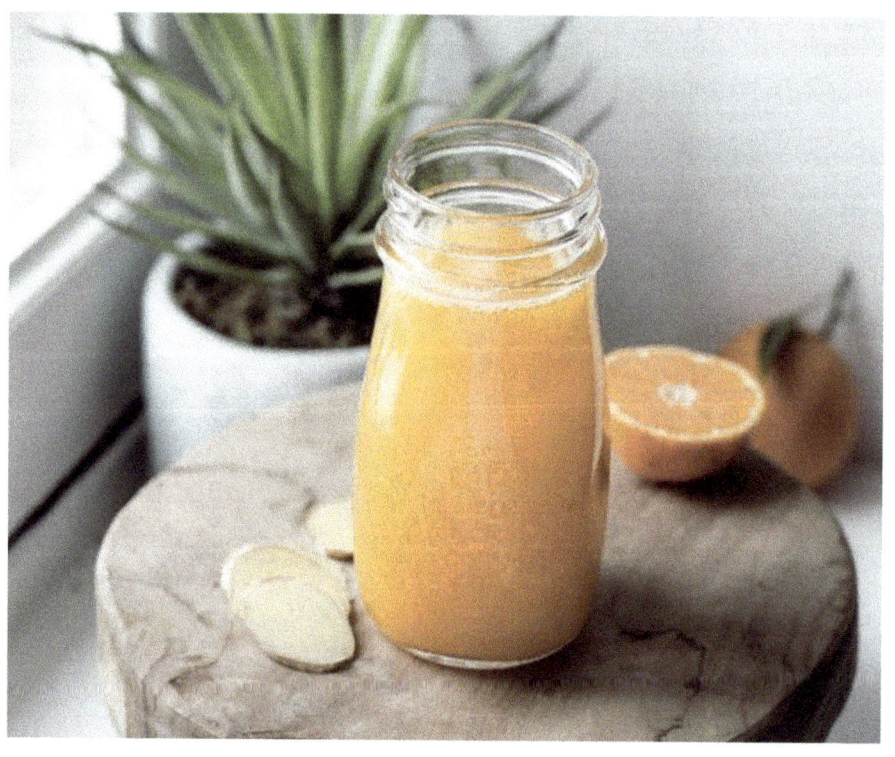

作る：1

- 1オンスのテキーラ（お好みで）
- 1オンスのフレッシュオレンジジュース
- 生姜シンプルシロップ　小さじ1
- 新鮮なライムジュース　小さじ2
- 3オンスのソーダ水

手順

a) 氷を入れたミキシンググラスにすべての材料を入れてかき混ぜます。
b) 氷を入れたグラスに注ぎ、お召し上がりください。

69. オレンジターメリック

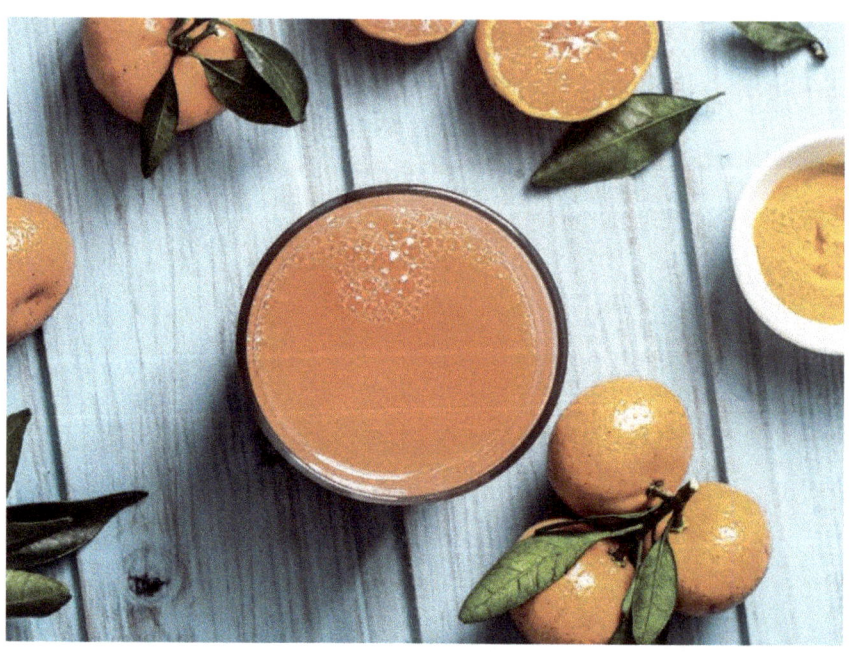

作る：1

ウォッカ 1 オンス（お好みで）
フレッシュオレンジジュース 2 オンス（アルコールを使用しない場合は 3 オンスを使用）
2 オンスのココナッツウォーター
ターメリック粉末 小さじ 1/4

手順

カクテルシェーカーにすべての材料を入れ、氷を入れて激しくシェイクします。氷を入れたグラスに注ぎ、お召し上がりください。

70.　黄金の夏の夢

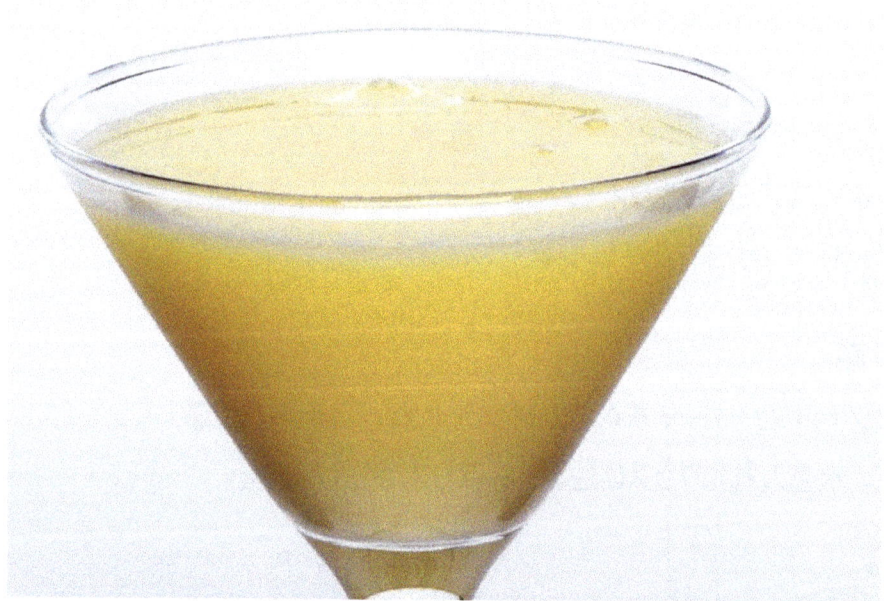

作る：1

3 オンスの新鮮なニンジンジュース（アルコールを使用しない場合は 4 オンスを使用）
ウォッカ 1 オンス（お好みで）
生姜汁 大さじ 1（生の生姜 1/2 インチ片から）
レモンスライス（飾り用）

手順
付け合わせを除くすべての材料を氷を入れたカクテルシェーカーに入れて激しく混ぜます。氷を入れたグラスに注ぎ、レモンスライスを添えてお召し上がりください。

71. ビート・ユー・トゥ・イット

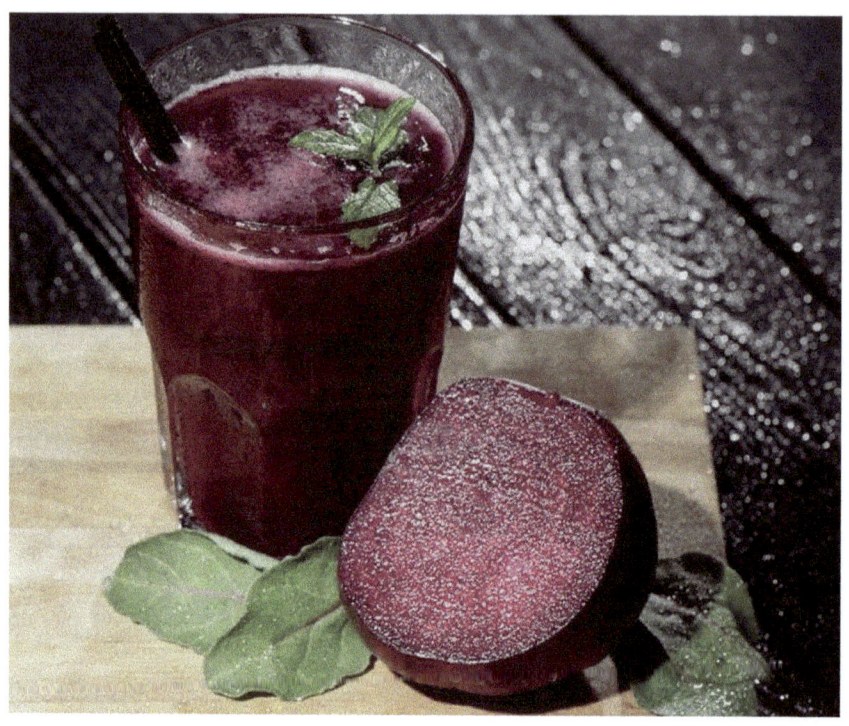

作る：1

ウォッカ 1 オンス（お好みで）
2 オンスの炭酸水（アルコールを使用しない場合は 3 オンスを使用）
1.5 オンスのビートジュース
新鮮なライムジュース 小さじ 1 と 1/2
ミント、飾り用（お好みで）

手順
氷を入れたミキシンググラスにすべての材料を入れてかき混ぜます。氷を入れたグラスに注ぎ、ミント（使用する場合）を飾り、お召し上がりください。

72. ジンジャービーツ

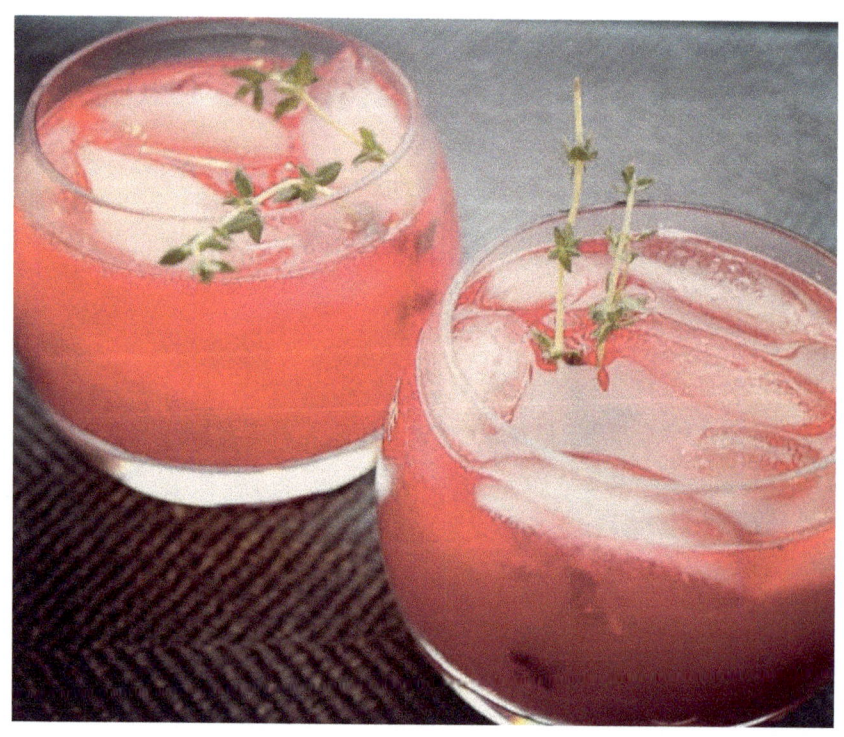

作る：1

1 オンスのジン（お好みで）
生姜汁 小さじ 1/2
1.5 オンスのビートジュース
ココナッツウォーター 1 オンス（アルコールを使用しない場合は 2 オンスを使用）

手順

カクテルシェーカーにすべての材料を入れ、氷を入れて激しくシェイクします。氷を入れたグラスに注ぎ、お召し上がりください。

73. シンプルなブラッディメアリー

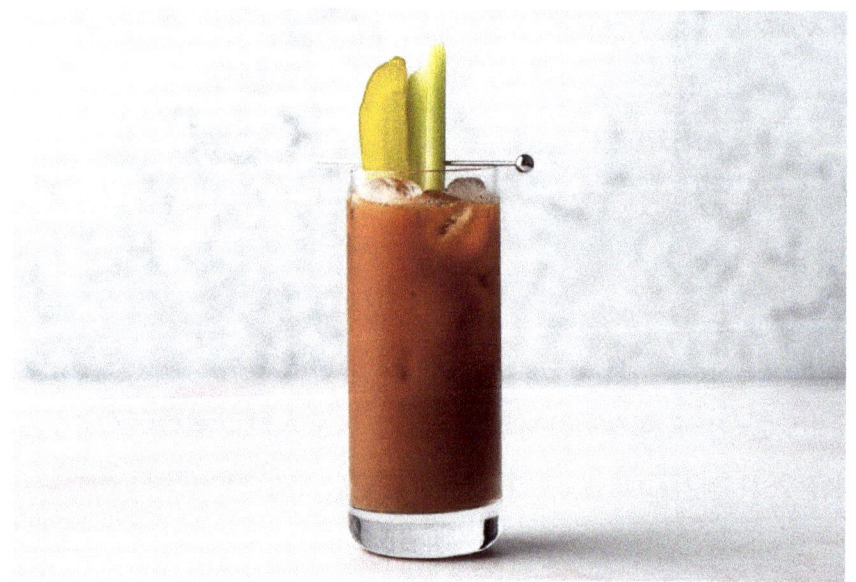

作る：1

ウォッカ 1オンス（お好みで）

セロリジュース 1オンス

トマトジュース 3オンス（アルコールを使用しない場合は 4オンスを使用）

カイエンペッパー ひとつまみ

カクテルシェーカーにすべての材料を入れ、氷を入れて激しくシェイクします。氷を入れたグラスに注ぎ、お召し上がりください。

74. レモン・ローズマリー

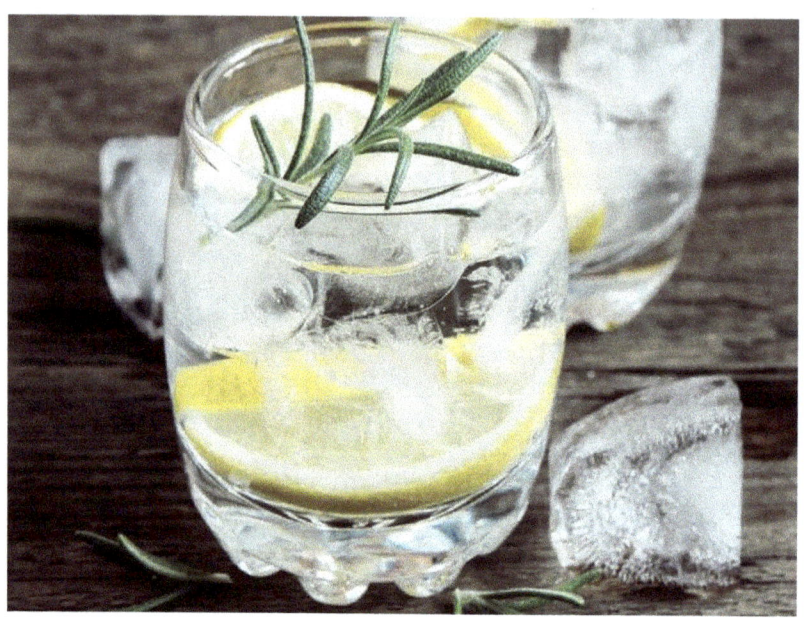

作る：1

ウォッカ 1 オンス（お好みで）
3 オンスのクラブソーダ（アルコールを使用しない場合は 4 オンス）
新鮮なレモン汁 小さじ 2
ピュアメープルシロップ 小さじ 1
ローズマリー 1 枝
レモンスライス（飾り用）

手順

ローズマリーを除くすべての材料を氷の入ったミキシンググラスに入れてかき混ぜます。ローズマリーの葉をグラスに入れて混ぜると、風味がさらに広がります。ローズマリーの上にドリンクを注ぎ、氷を加えてお召し上がりください。

コンブチャ

75. ジンジャーコンブチャ

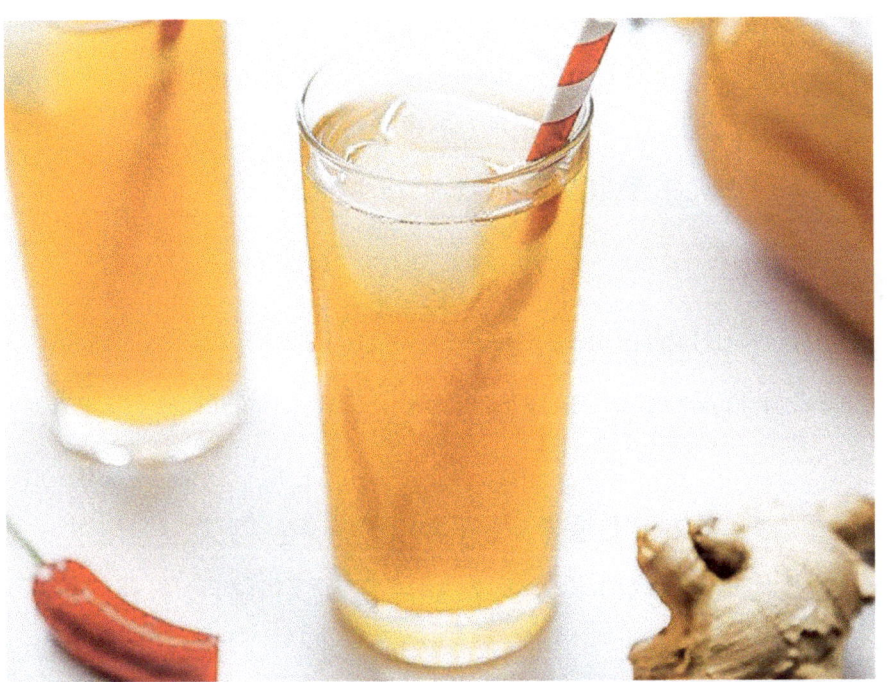

作る：2

材料：
- コンブチャ 1 と 1/2 カップ（任意の種類）
- 皮をむいた生姜のつまみ（1 インチ）

手順：

a) コンブチャをグラスに注ぎます。

b) マイクロプレーンを使用して生姜をすりおろし、細かいみじん切りにします。

c) 格子をチーズクロスに置き、格子からジュースをグラスに絞ります。

d) かき混ぜ、混合物の半分を 2 番目のグラスに注ぎ、お召し上がりください。

76. ラズベリー、洋ナシ、ジンジャーコンブチャ

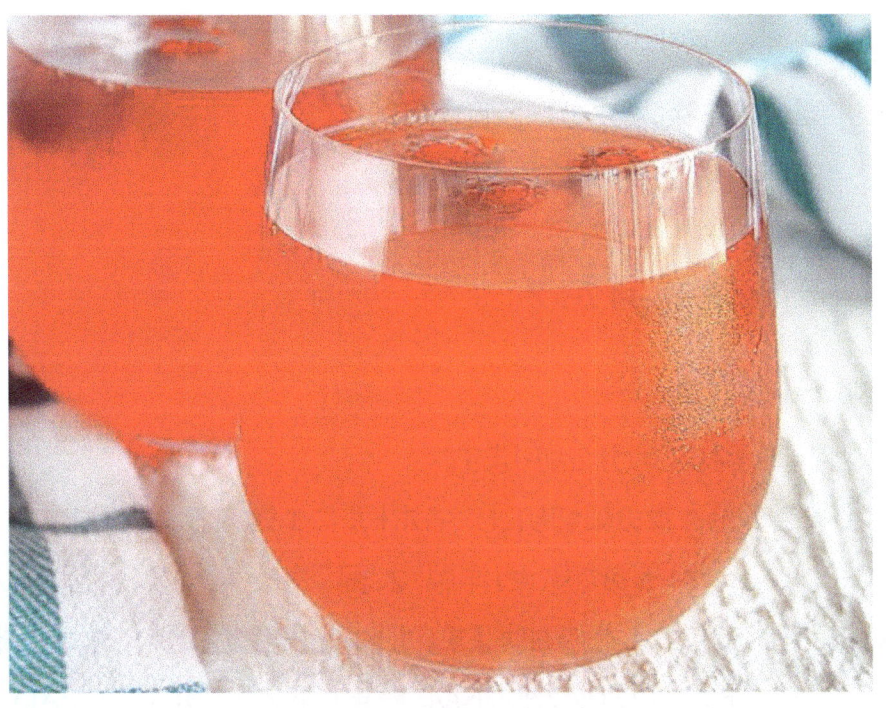

容量: 1 ガロン

材料：

- 梨（芯を除いたもの）2 個
- 皮をむいた生姜のつまみ（1 インチ）
- ラズベリー 1 カップ
- 緑茶昆布茶 14 カップ

手順：

a) 梨をそれぞれ 8 等分に切ります。

b) 生姜を十分な量の細切りにし、各ボトルに 1 個入るようにします。

c) 16 オンスのボトルあたり、西洋梨 2 個、生姜スライス 1 個、ラズベリー 3 個または 4 個を加えます。ボトルを掃除するときに簡単に外せるように、洋ナシのウェッジがボトルに簡単に収まるようにしてください。くさびの幅が広すぎる場合は、縦にスライスします。

d) 漏斗を使用して、各ボトルネックに 1 インチのヘッドスペースを残して、ボトルをコンブチャで満たします。各ボトルの蓋をしっかりと閉めます。

e) ボトルを約 72°F の暖かい場所に置き、48 時間発酵させます。

f) ボトル 1 本を 6 時間、完全に冷えるまで冷蔵庫で冷やします。ボトルを開けて、コンブチャを味わってください。満足のいく泡立ちであれば、すべてのボトルを冷蔵庫に入れ、冷やしてお召し上がりください。好みの泡立ちと甘みが得られたら、すべてのボトルを冷蔵庫に入れて発酵を止めます。

g) 提供する前に濾してください。

77. ルートビアコンブチャ

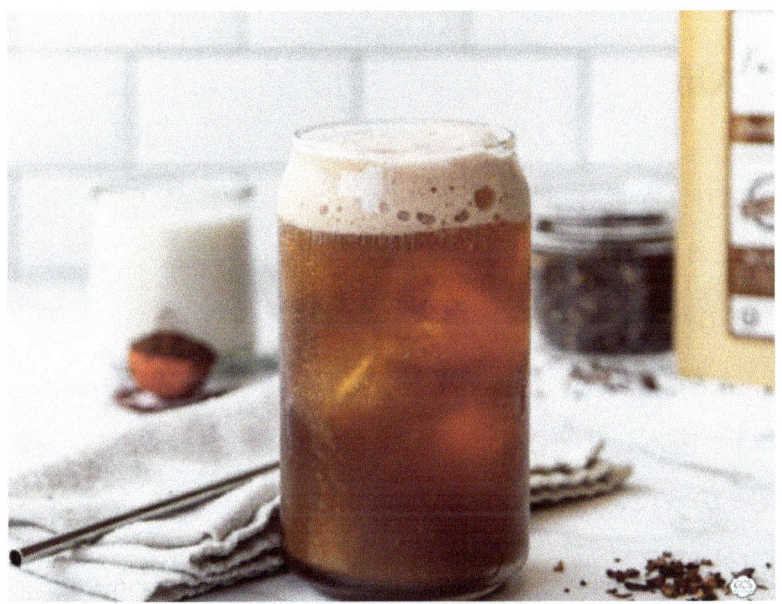

容量：1 ガロン

材料：

ルートビア注入用

- 水 6 カップ
- サルサパリラの根 2 オンス
- ウィンターグリーンの葉 小さじ 1/4
- 4 オンスのサトウキビ砂糖
- 糖蜜 大さじ 1
- バニラエッセンス 小さじ 1
- 絞りたてのライムジュース 大さじ 2

コンブチャについて

- ルートビア注入 3 カップ
- 紅茶コンブチャ 12 カップ

手順：

ルートビアインフュージョンを作るには

a) 中くらいの鍋に水、サルサパリラの根、ウィンターグリーンの葉を入れて沸騰させます。

b) 火を弱めて約 20 分間煮ます。

c) ワイヤーメッシュストレーナーを使用して、液体からハーブを濾し、ハーブを捨てます。

d) 液体がまだ温かいうちに、砂糖、糖蜜、バニラエッセンス、ライムジュースを加え、

e) 砂糖が溶けるまでかき混ぜます。

f) この注入液は、蓋をしっかりと閉めた瓶に入れて冷蔵庫で最長 2 週間保管します。これで 6 杯分になります。

コンブチャを注入するには

g) 漏斗を使用して、ルートビア注入液 1/3 カップを各 16 オンスのボトルに加えます。

h) 各ボトルネックに 1 インチのヘッドスペースを残して、ボトルをコンブチャで満たします。しっかりと

i) 各ボトルに蓋をします。

j) ボトルを約 72°F の暖かい場所に置き、48 時間発酵させます。

k) ボトル 1 本を 6 時間、完全に冷えるまで冷蔵庫で冷やします。ボトルを開けて、コンブチャを味わってください。満足のいく泡立ちであれば、すべてのボトルを冷蔵庫に入れ、冷やしてお召し上がりください。好みの泡立ちと甘みが得られたら、すべてのボトルを冷蔵庫に入れて発酵を止めます。

78. ジンジャー、洋ナシ、パイナップルコンブチャ

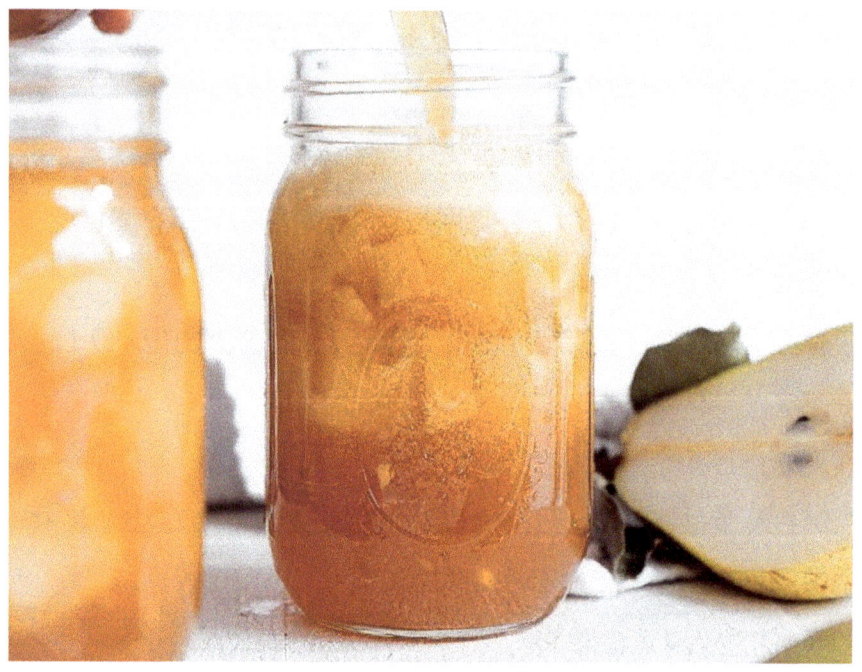

作る：1

材料：
- 芯を除いた固い梨 2 個
- パイナップル 1/4 個（皮をむき、みじん切りにする）
- 生姜のつまみ 1/2 インチ（皮をむいていない）
- 4 オンスの緑茶コンブチャ

手順：

a) ジューサーで梨、パイナップル、生姜を一緒に絞り、生姜を 2 つの果物の間に置き、完全にジュースにします。

b) ジュースをコンブチャと混ぜてお召し上がりください。

79. バニラコンブチャ

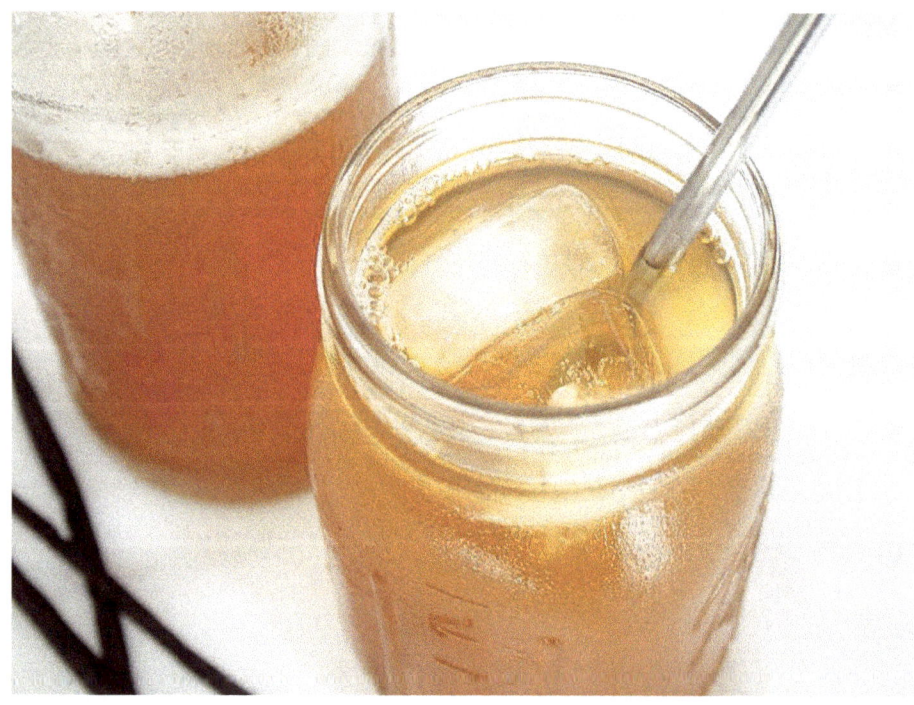

製造数: 4

材料：
- コンブチャ 3 カップ（種類は問わない）
- バニラエッセンス 小さじ 1

手順：

a) 大きなピッチャーにバニラエキスをコンブチャに加え、混ざるまでかき混ぜ、氷の上に注ぎます。

b) 未使用のバニラコンブチャは冷蔵庫で最長 7 日間保存できます。

80. シナモン＆クローブスパイスコンブチャ

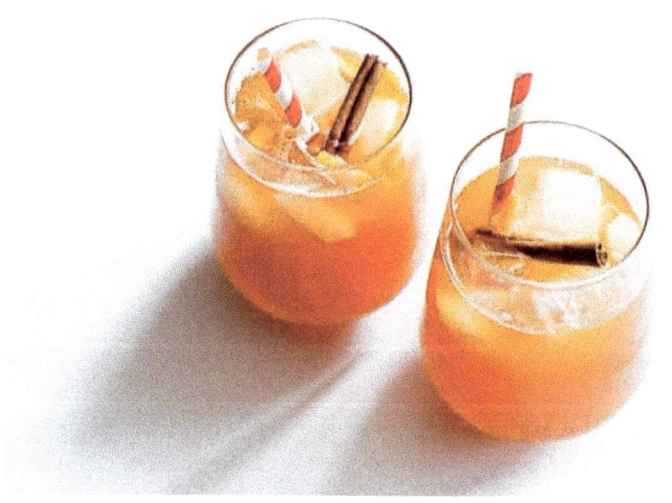

容量: 1 ガロン

材料：

- リンゴジュース 1 カップ
- シナモンスティック 4 本（半分に折ったもの）
- クローブ丸ごと 8 個
- 2 インチの生姜のつまみ、皮をむき、8 つの薄いストリップにスライスする
- 紅茶コンブチャ 14 カップ

手順：

a) リンゴジュースをボトルに分け、16 オンスのボトルあたり大さじ 2 杯を加えます。

b) 各ボトルにシナモン片 1 個、クローブ 1 個、生姜スライス 1 枚を加えます。

c) 漏斗を使用して、各ボトルにコンブチャを充填し、各ボトルに 1 インチのヘッドスペースを残します。

d) しっかりと密閉してください。

e) ボトルを約 72°F の暖かい場所に置き、48 時間発酵させます。

f) ボトル 1 本を 6 時間、完全に冷えるまで冷蔵庫で冷やします。ボトルを開けて、コンブチャを味わってください。満足のいく泡立ちであれば、すべてのボトルを冷蔵庫に入れ、冷やしてお召し上がりください。好みの泡立ちと甘みが得られたら、すべてのボトルを冷蔵庫に入れて発酵を止めます。

g) お召し上がりになる前に、ワイヤーメッシュのストレーナーを使用して濾してください。

81. マンゴー&カイエンコンブチャ

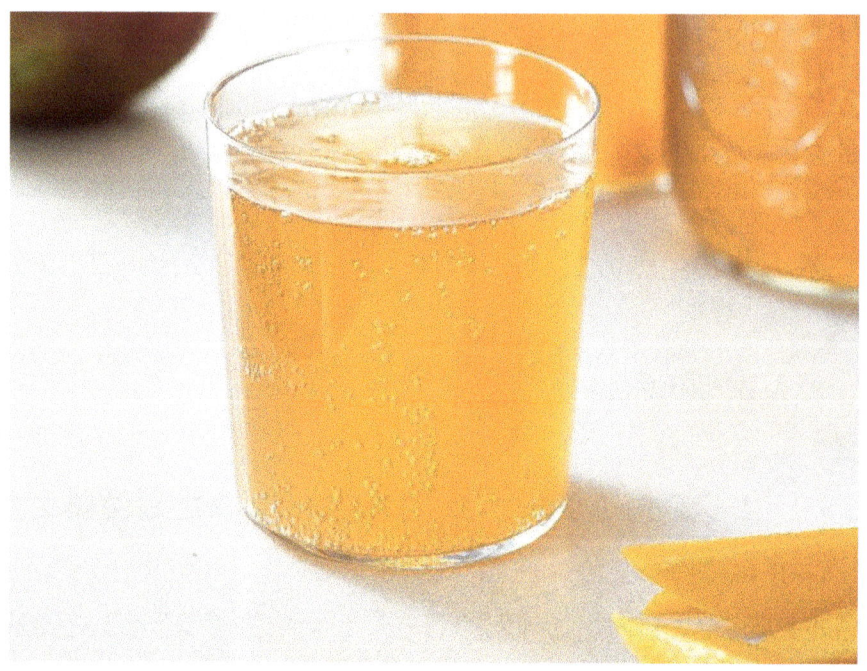

容量：1 ガロン

材料：

- 角切りマンゴー 2 カップ
- カイエンペッパー 小さじ 1/4
- 緑茶昆布茶 14 カップ

手順：

a) ミキサーまたはフードプロセッサーでマンゴーをピューレ状にします。

b) カイエンペッパーをマンゴーに加え、数回パルスして混ぜます。

c) ピューレを各ボトルに分け、各 16 オンスのボトルに大さじ 2 杯ずつ加えます。

d) 各ボトルにコンブチャを充填し、各ボトルネックに約 1 インチのヘッドスペースを残します。各ボトルの蓋をしっかりと閉めます。

e) ボトルを約 72°F の暖かい場所に置き、2 日間発酵させます。

f) ボトル 1 本を 6 時間、完全に冷えるまで冷蔵庫で冷やします。ボトルを開けて、コンブチャを味わってください。満足のいく泡立ちであれば、すべてのボトルを冷蔵庫に入れ、冷やしてお召し上がりください。好みの泡立ちと甘みが得られたら、すべてのボトルを冷蔵庫に入れて発酵を止めます。

g) 召し上がる際は、昆布茶を金網のこし器でこして果肉を取り除き、グラスに注ぎます。

82. スパイシーブラッディメアリーコンブチャ

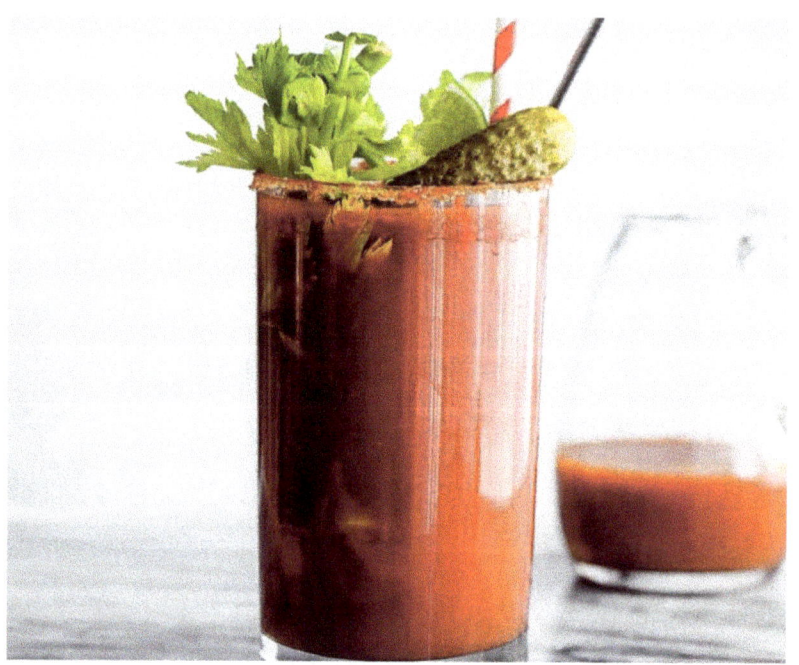

製造数: 4

材料：
- 中くらいのトマト 2 個（半分に切る）
- さいの目に切ったキュウリ 1/4 本
- チリパウダー 小さじ 1
- 紅茶コンブチャ 4 カップ

手順：

a) ミキサーでトマトとキュウリを約 5 秒間ピューレ状にします。

b) チリパウダーを混合物に加えてかき混ぜます。

c) 漏斗を使用して、ピューレを大きな瓶またはボトルに注ぎます。

d) 1 インチのヘッドスペースを残して、コンブチャをボトルに加えます。瓶をしっかりと密閉します。

e) 瓶を約 72°F の暖かい場所に 48 時間放置します。

f) 少なくとも 6 時間冷蔵庫で冷やし、お好みの付け合わせを添えて冷やしてお召し上がりください。

83. ストロベリーローズコンブチャ

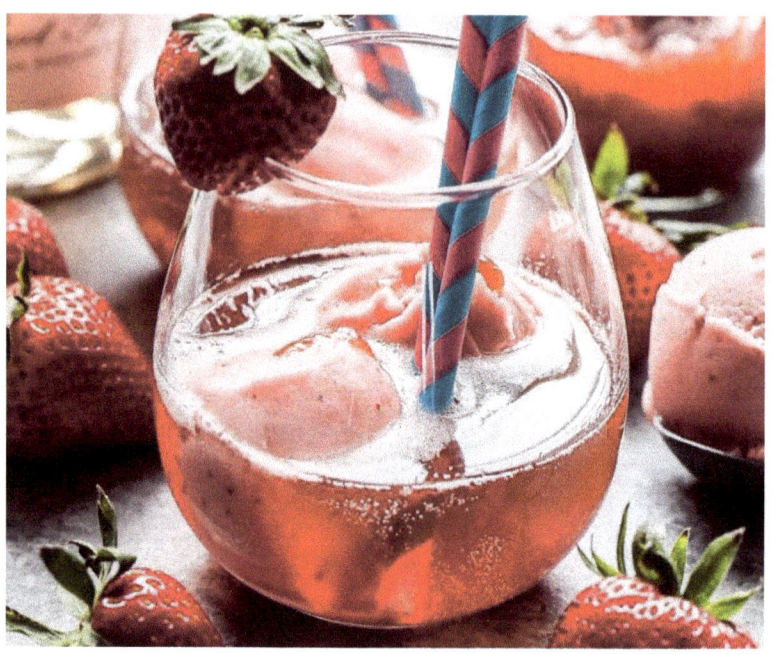

製造数: 4

材料：

- 角切りイチゴ 2 カップ
- 緑茶昆布茶 3 カップ
- ローズウォーター 小さじ 2

手順：

a) 小さなボウルで、ポテトマッシャーを使用して、イチゴが小さくてジューシーになるまで潰します。

b) つぶしたイチゴを、クォートサイズの瓶の上にセットされた金網のストレーナーに注ぎます。スプーンの背を使ってイチゴの固形物を押し、できるだけ多くの果汁を抽出します。果肉を捨てます。

c) イチゴ液に緑茶昆布茶を加えます。

d) ローズウォーターを瓶に加え、かき混ぜ、氷の上に注ぎます。

84. ピーチコンブチャ

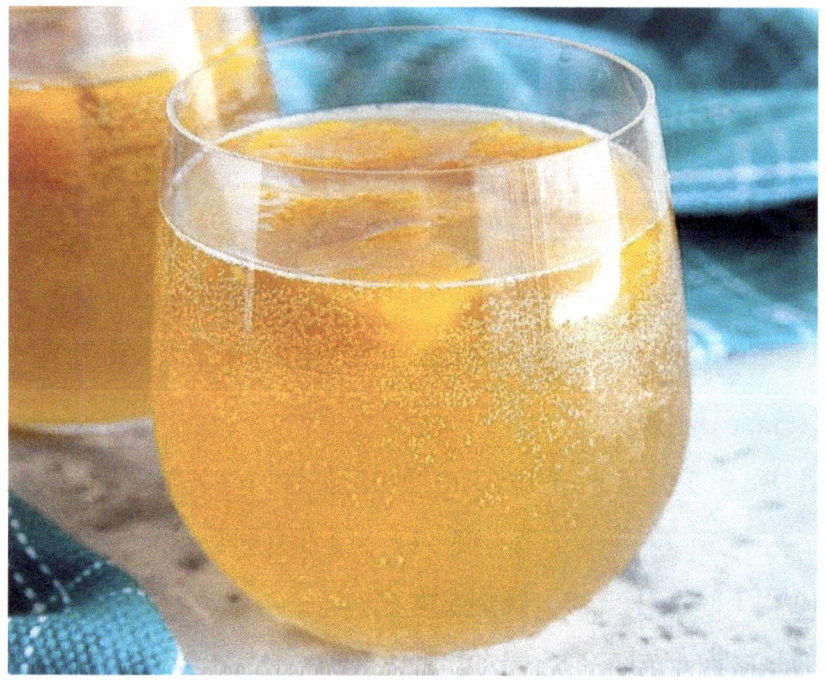

作る：2

材料：

- 4 オンスのウーロン茶または緑茶コンブチャ
- 角切りにした桃 1 と 1/2 カップ
- 6 オンスのプレーンヨーグルト
- ローズウォーターのしぶき

手順：

a) ブレンダーにコンブチャ、桃、ヨーグルト、ローズウォーターを入れ、滑らかになるまで混ぜます。

b) すぐにお召し上がりください。

85. さわやかなアップルオレンジコンブチャ

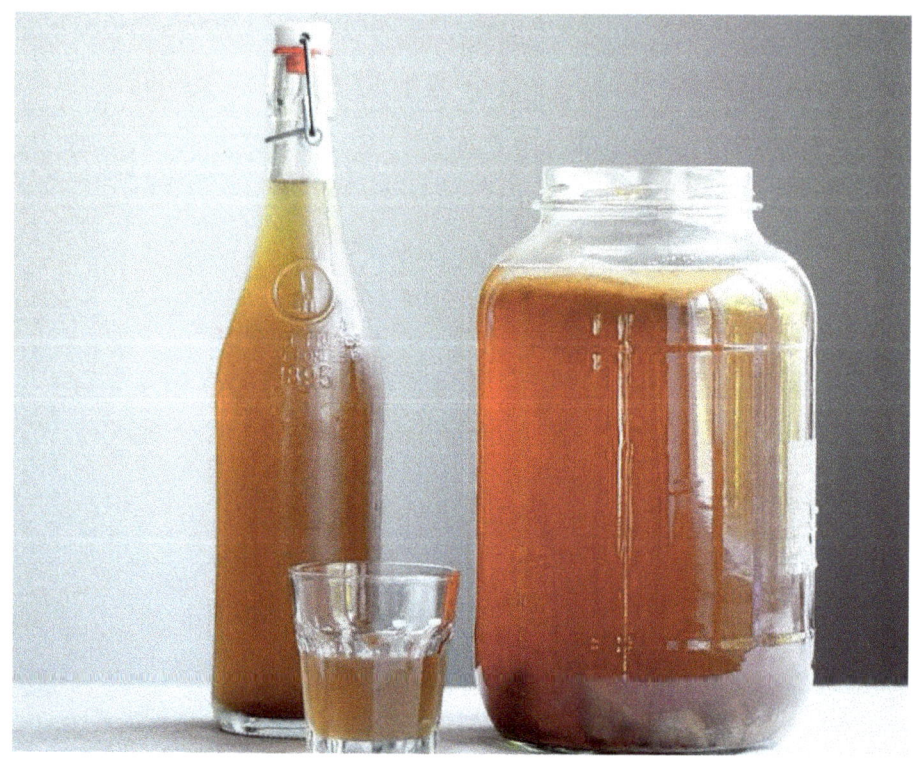

製造数: 4

材料：

- 緑茶昆布茶 3 カップ
- 青リンゴエキス 小さじ 1
- オレンジブロッサムウォーター 小さじ 2

手順：

a) 大きなピッチャーに、コンブチャ、青リンゴ抽出物、オレンジの花水をよく混ぜ合わせます。

b) 氷を入れるか冷蔵庫で最長 7 日間お召し上がりいただけます。

86. レモネードコンブチャ

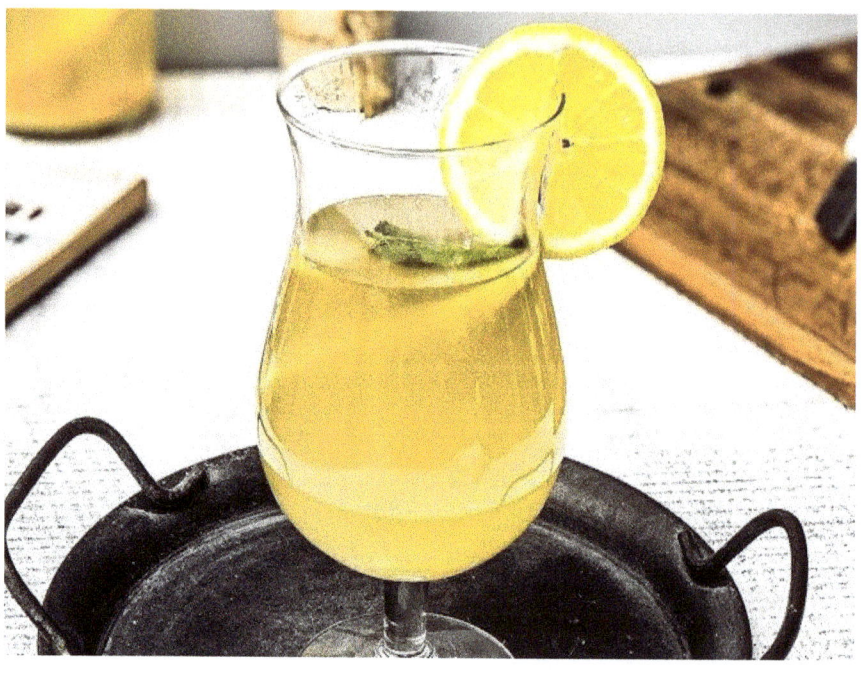

容量: 1 ガロン

材料：

- 絞りたてのレモン汁 1 1/4 カップ
- 緑茶またはウーロン昆布茶 15 カップ

手順：

a) 各 16 オンスのボトルに大さじ 2 杯のレモン汁を注ぎます。

b) 漏斗を使用して、ボトルにコンブチャを充填し、各ボトルネックに約 1 インチのヘッドスペースを残します。

c) ボトルの蓋をしっかりと閉めます。

d) ボトルを約 72°F の暖かい場所に置き、48 時間発酵させます。

e) ボトル 1 本を 6 時間、完全に冷えるまで冷蔵庫で冷やします。ボトルを開けてコンブチャの味を味わってください。満足のいく泡立ちになったら、すべてのボトルを冷蔵庫に入れて発酵を止めます。好みの泡立ちと甘みが得られたら、すべてのボトルを冷蔵庫に入れて発酵を止めます。

f) 提供する前に濾して、まだ存在する酵母鎖を取り除き、廃棄します。

87. ブラックベリージンジャー

容量：1 ガロン

材料：

- ブラックベリー 2 カップ
- 絞りたてのライムジュース 4 オンス
- 紅茶コンブチャ 14 カップ

手順：

a) 大きなボウルで、大きなスプーンまたはポテトマッシャーを使用してブラックベリーを潰し、果汁を出します。

b) ベリーをガロンサイズの発酵容器に移し、ライムジュースを加えます。

c) 容器の残りに紅茶昆布茶を入れます。

d) 清潔な白い布で瓶を覆い、輪ゴムで固定します。瓶はそのままにしておきます

e) 68°F から 72°F の暖かい場所で 2 日間発酵させます。

f) 48 時間後、混合物をこしてブラックベリーの種を取り除きます。

g) 漏斗を使用して混合物をボトルに注ぎ、しっかりと蓋をします。

h) ボトルを約 72°F の暖かい場所に置き、さらに 2 日間発酵させます。

i) ボトル 1 本を 6 時間、完全に冷えるまで冷蔵庫で冷やします。ボトルを開けてコンブチャの味を味わってください。満足のいく泡立ちであれば、すべてのボトルを冷蔵庫に入れ、冷やしてお召し上がりください。好みの泡立ちと甘みが得られたら、すべてのボトルを冷蔵庫に入れて発酵を止めます。

88. ザクロコンブチャ

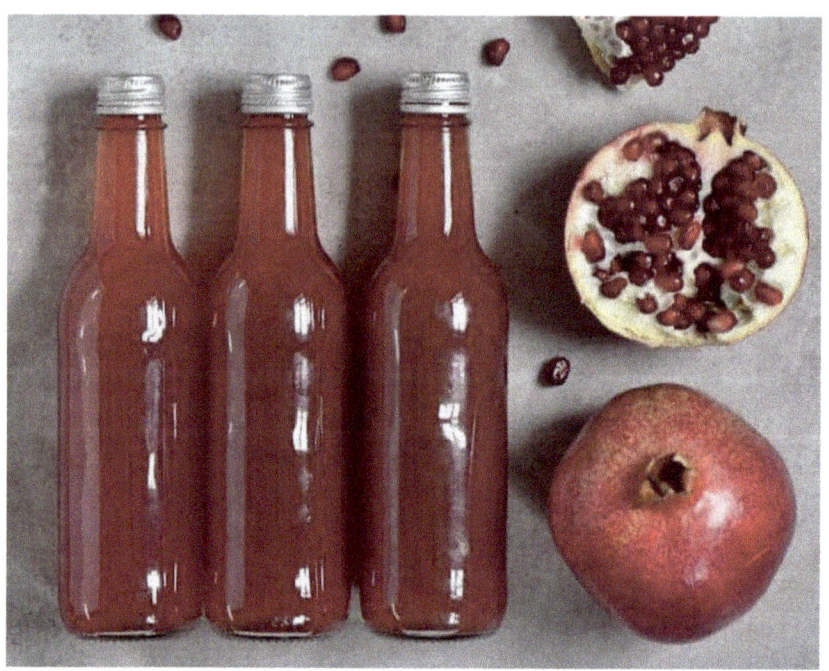

容量: 1 ガロン

材料：

- 水 14 カップ（小分け）
- 紅茶ティーバッグ 4 個
- 緑茶ティーバッグ 4 個
- 砂糖 1 カップ
- 1 スコビー
- スターターティー 2 カップ
- ザクロジュース 1 カップ（割る）
- 絞りたてのレモン汁 小さじ 2（分割）
- 新生姜 4 枚（小分け）

手順：

a) 大きな鍋に 4 カップの水を中火にかけて 212°F まで加熱し、すぐに鍋を火から下ろします。

b) 紅茶と緑のティーバッグを加え、一度かき混ぜます。鍋に蓋をして、お茶を 10 分間浸します。

c) ティーバッグを取り出します。砂糖を加え、砂糖がすべて溶けるまでかき混ぜます。

d) 残りの 10 カップの水を鍋に注ぎ、お茶を冷まします。続行する前に、温度が 85°F 未満であることを確認してください。

e) お茶を 1 ガロンの瓶に注ぎます。

f) 手を洗い、よくすすいでから、SCOBY をお茶の表面に置き、スターターティーを瓶に加えます。

g) 清潔な白い布を使用して瓶の開口部を覆い、輪ゴムで所定の位置に固定します。瓶を約 72°F の暖かい場所に置き、7 日間発酵させます。

h) 7 日後、コンブチャの味を見てください。甘すぎる場合は、さらに 1〜2 日発酵させます。コンブチャの味が気に入ったら、SCOBY を取り外して、将来使用するために取っておきます。

i) 残りの昆布茶に風味を付ける前に、次回のバッチ用に 2 カップの昆布茶を取っておきます。

89. ブルーベリージンジャーコンブチャ

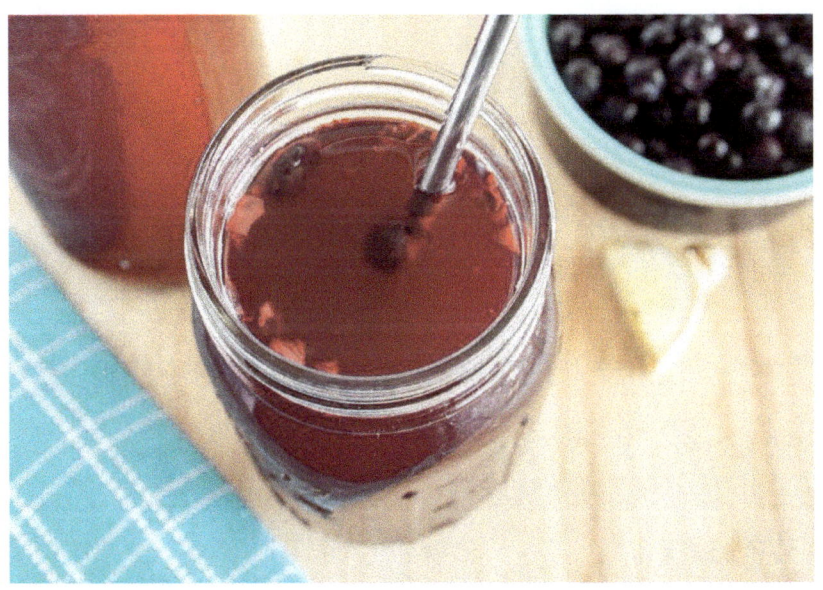

容量: 1 ガロン

材料：
- ブルーベリー 2 カップ
- みじん切りにした砂糖漬けの生姜 1/4 カップ
- ウーロン茶昆布茶 14 カップ

手順：

a) 大きなボウルに、大きなスプーンまたはポテトマッシャーを使用してブルーベリーを潰し、果汁を出します。

b) ベリーをガロンサイズの発酵容器に移し、砂糖漬けの生姜とウーロン茶昆布茶を加えます。

c) 清潔な白い布を使用して瓶を覆い、輪ゴムで固定します。瓶を 68°F から 72°F の暖かい場所に 2 日間放置して発酵させます。

d) 48 時間後、混合物を濾してブルーベリーと生姜の部分を取り除きます。

e) 漏斗を使用してコンブチャをボトルに注ぎ、しっかりと蓋をします。

f) ボトルを約 72°F の暖かい場所に置き、48 時間発酵させます。

g) ボトル 1 本を 6 時間、完全に冷えるまで冷蔵庫で冷やします。

h) ボトルを開けてコンブチャの味を味わってください。満足のいく泡立ちであれば、すべてのボトルを冷蔵庫に入れ、冷やしてお召し上がりください。

i) 好みの泡立ちと甘みが得られたら、すべてのボトルを冷蔵庫に入れて発酵を止めます。

90. ピーチストロベリーコンブチャ

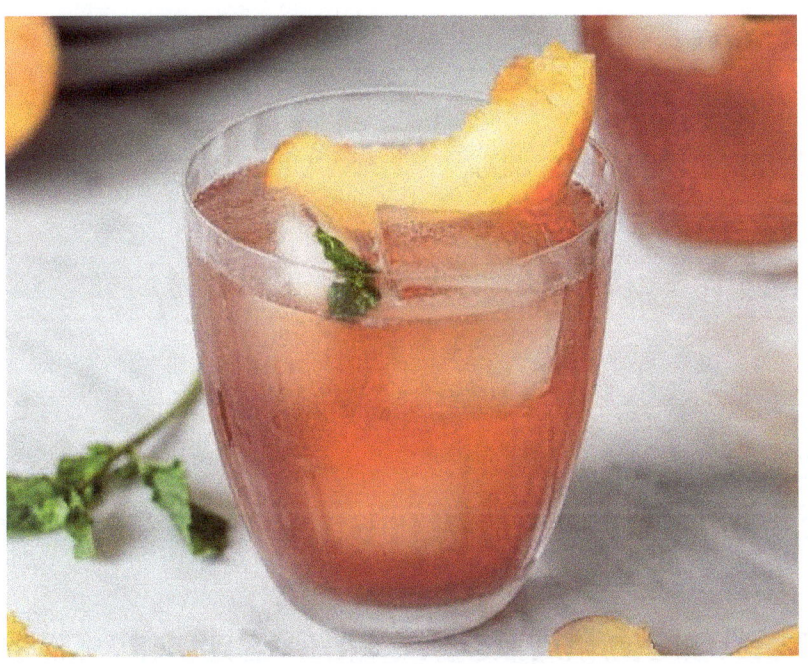

容量：1 ガロン

材料：

- 角切りの桃 2 カップ
- 4 オンスのイチゴ
- 絞りたてのレモン汁 2 オンス
- 1 インチのジンジャーノブ
- 緑茶昆布茶 14 カップ

手順：

a) フードプロセッサーまたはミキサーで、桃、イチゴ、レモン汁、生姜をピューレ状にします。

b) 混合物をガロンサイズの発酵容器に移し、緑茶昆布茶を加えます。

c) 清潔な白い布を使用して瓶を覆い、輪ゴムで固定します。瓶はそのままにしておきます

d) 68°F から 72°F の暖かい場所で 2 日間発酵させます。

e) 混合物を大きな瓶または鍋でこして、果物の部分を取り除きます。

f) 漏斗を使用して混合物をボトルに注ぎ、各ボトルの蓋をしっかりと閉めます。

g) ボトルを約 72°F の暖かい場所に置き、48 時間発酵させます。

h) ボトル 1 本を 6 時間、完全に冷えるまで冷蔵庫で冷やします。ボトルを開けてコンブチャの味を味わってください。

i) 満足のいく泡立ちであれば、すべてのボトルを冷蔵庫に入れ、冷やしてお召し上がりください。

j) 好みの泡立ちと甘みが得られたら、すべてのボトルを冷蔵庫に入れて発酵を止めます。

91. <u>チェリーコンブチャ</u>

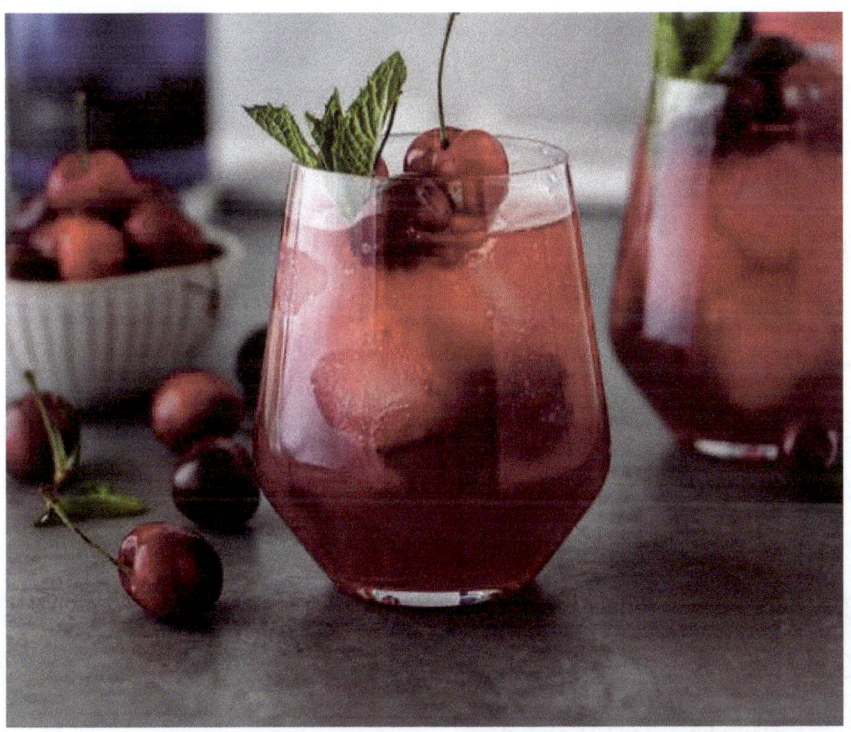

容量: 1 ガロン

材料：
- 紅茶コンブチャ 14 カップ（分割）
- 32 オンスのスイートチェリー、種抜き

手順：

a) フードプロセッサーまたはブレンダーで、チェリーを約 1 カップのコンブチャと一緒に液状になるまでピューレ状にします。

b) ピューレと残りのコンブチャを 1 ガロンのガラス瓶に加え、輪ゴムで固定した清潔な白い布で蓋をします。瓶を約 72°F の暖かい場所のカウンターの上に、少なくとも 12 時間、最長 24 時間放置します。長く漬け込むほど桜の風味が強くなります。

c) コンブチャをワイヤーメッシュのストレーナーを通して大きな瓶または鍋に注ぎ、固形物を取り除きます。

d) 漏斗を使用してコンブチャをボトルに注ぎ、しっかりと蓋をします。ボトルを約 72°F の暖かい場所に置き、48 時間発酵させます。

e) ボトル 1 本を 6 時間、完全に冷えるまで冷蔵庫で冷やします。ボトルを開けてコンブチャの味を味わってください。満足のいく泡立ちであれば、すべてのボトルを冷蔵庫に入れ、冷やしてお召し上がりください。好みの泡立ちと甘みが得られたら、すべてのボトルを冷蔵庫に入れて発酵を止めます。

92. グレープコンブチャ

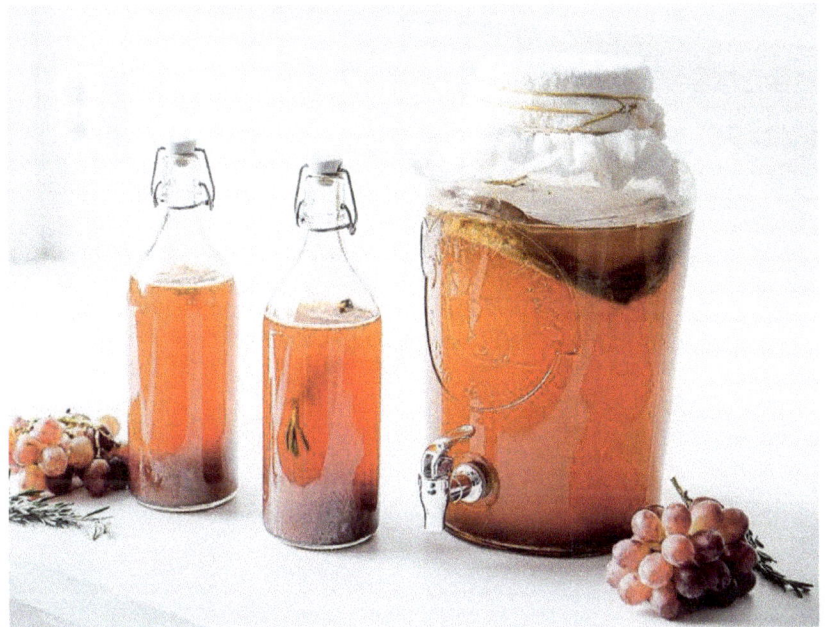

作る：1

材料：
- 白または紫のグレープジュース 4オンス
- 4オンスのコンブチャ（任意の種類）

手順：

a)　グラスにジュースとコンブチャを入れて混ぜてお召し上がりください。

93. アサイーベリースピルリナコンブチャ

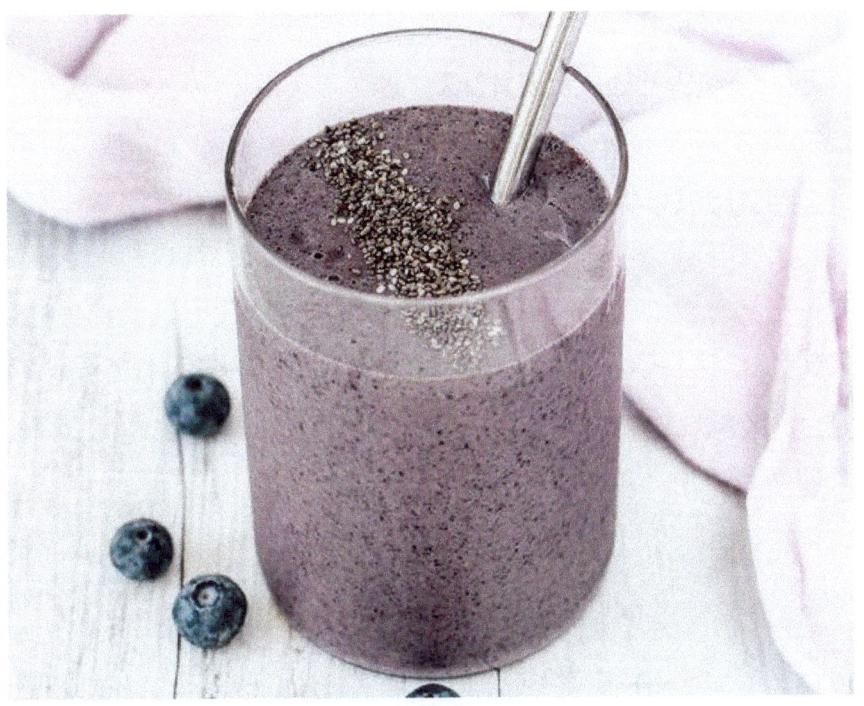

作る：1

材料：
- アサイーベリージュース 4オンス
- 紅茶コンブチャ 4オンス
- スピルリナパウダー 小さじ1/2

手順：

a)　グラスにジュース、コンブチャ、スピルリナパウダーを入れて混ぜてお召し上がりください。

94. 塩漬けグレープフルーツコンブチャ

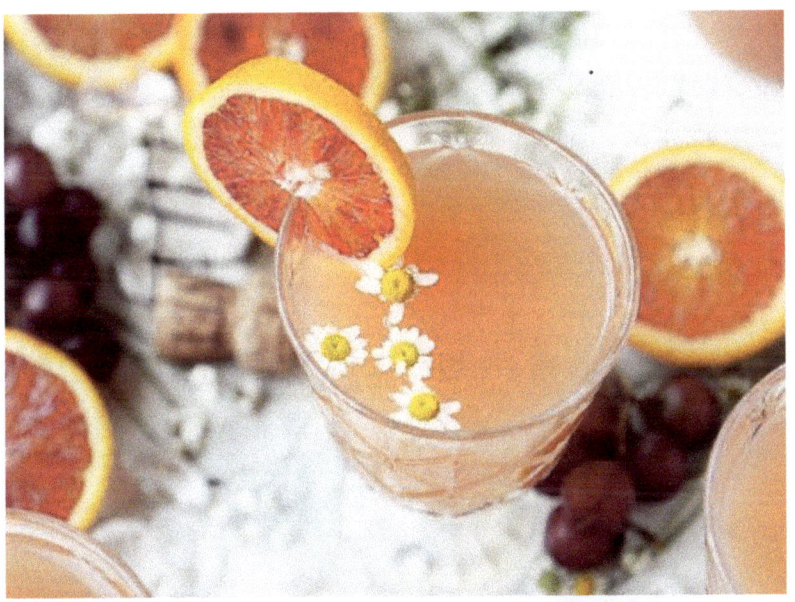

作る：1

材料：

- ピンクグレープフルーツジュース 4 オンス
- 紅茶コンブチャ 4 オンス
- 海塩をひとつまみ

手順：

a) グラスにジュース、昆布茶、塩を入れて混ぜてお召し上がりください。

95. オレンジコンブチャジュース

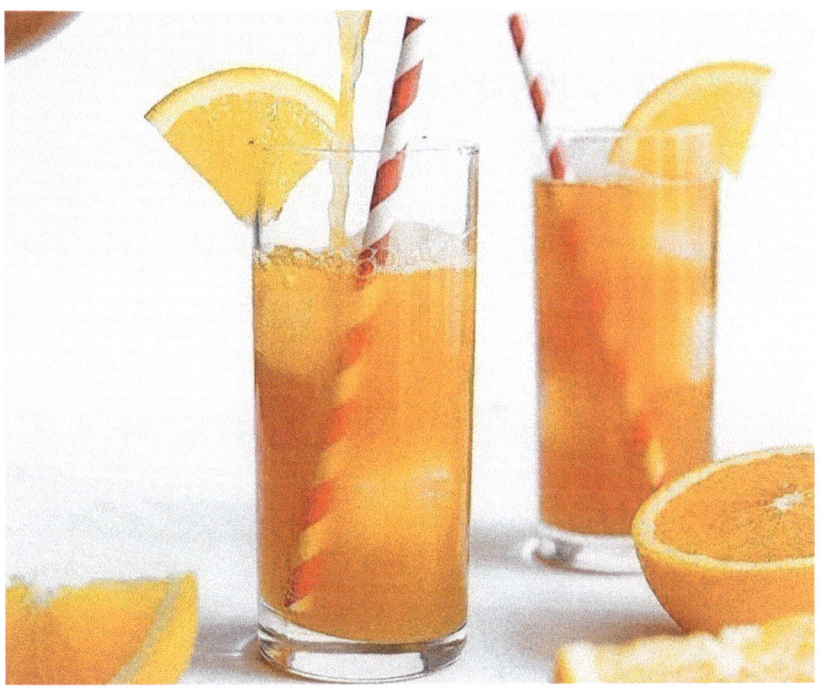

作る：1

材料：
- 大きめのオレンジ 2 個分のジュース
- 紅茶コンブチャ 4 オンス

手順：

a) グラスにジュースとコンブチャを入れて混ぜ、冷やしてお召し上がりください。

96. タンジェリンコンブチャ

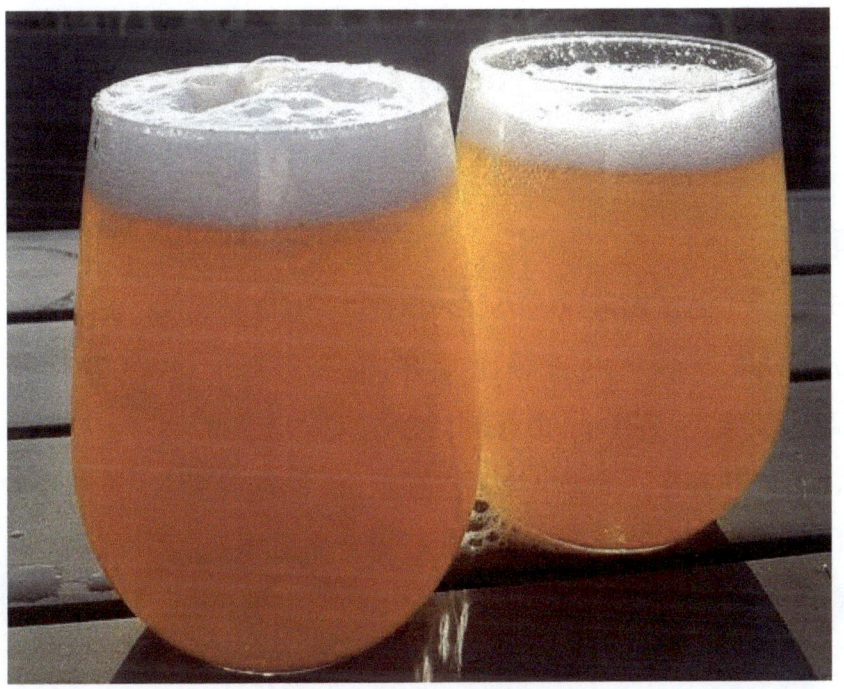

容量: 1 ガロン

材料：

- 絞りたてのみかんジュース 1 カップ
- ウーロン茶昆布茶 14 カップ

手順：

a) 16 オンスの各ボトルにみかんジュース約大さじ 2 杯を加えます。

b) 各ボトルにコンブチャを充填し、各ボトルネックに 1 インチのヘッドスペースを残します。各ボトルの蓋をしっかりと閉めます。

c) ボトルを約 72°F の暖かい場所に置き、48 時間発酵させます。

d) ボトル 1 本を 6 時間、完全に冷えるまで冷蔵庫で冷やします。

e) ボトルを開けて、コンブチャを味わってください。満足のいく泡立ちであれば、すべてのボトルを冷蔵庫に入れ、冷やしてお召し上がりください。

f) 好みの泡立ちと甘みが得られたら、すべてのボトルを冷蔵庫に入れて発酵を止めます。

97. クランベリーアップルコンブチャ

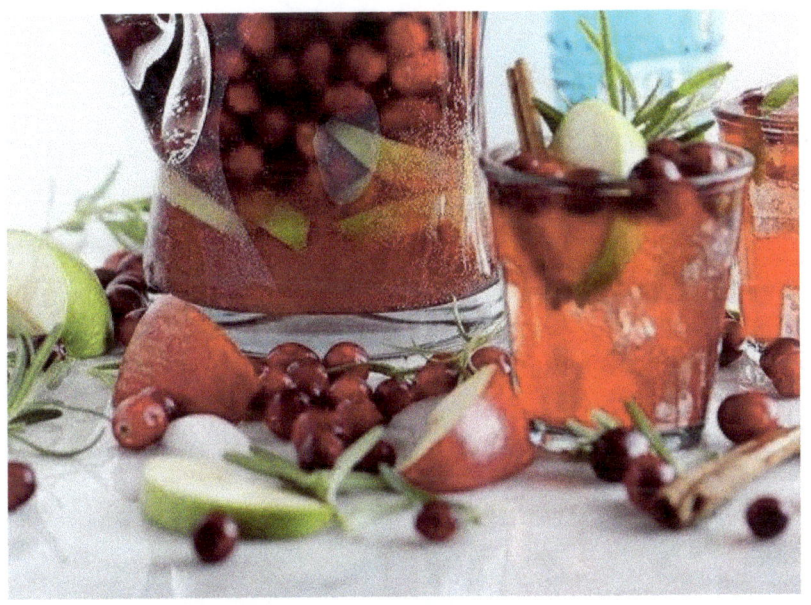

作る：1

材料：
- 紅茶コンブチャ　4オンス
- リンゴジュース　4オンス
- 無糖クランベリージュース　大さじ2

手順：
a) グラスの中で、コンブチャ、リンゴジュース、クランベリージュースをよく混ぜ合わせ、お召し上がりください。

98. ジュニパーシトラスコンブチャ

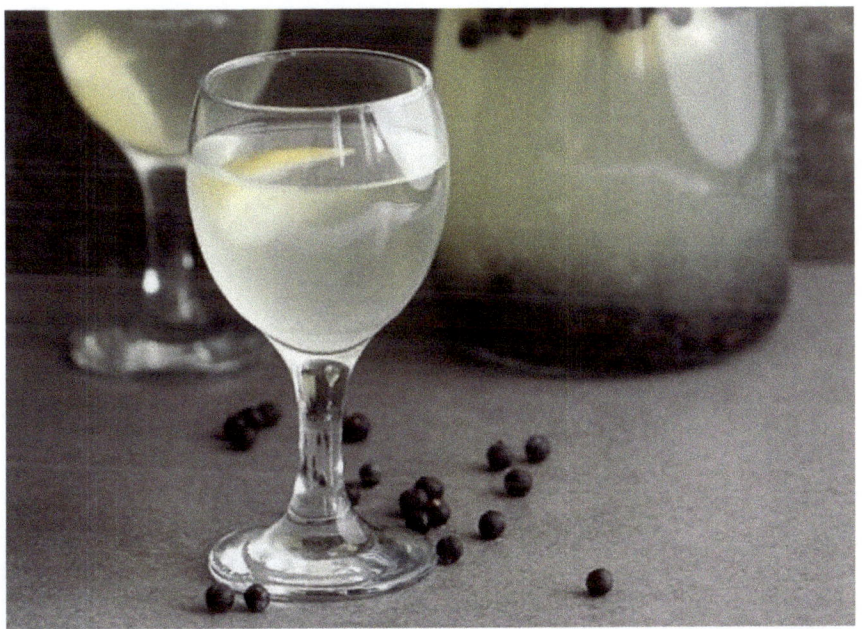

容量：1 ガロン

材料：

- 絞りたてのオレンジジュース 2 カップ
- ジュニパーベリー 大さじ 1
- 紅茶コンブチャ 14 カップ

手順：

a) 16 オンスの各ボトルに約大さじ 4 杯のオレンジジュースを加えます。

b) ジュニパーベリーをボトルに均等に分けます。

c) 漏斗を使用して、ボトルにコンブチャを充填し、各ボトルネックに 1 インチのヘッドスペースを残します。各ボトルの蓋をしっかりと閉めます。

d) ボトルを約 72°F の暖かい場所に置き、2 日間発酵させます。

e) ボトル 1 本を 6 時間、完全に冷えるまで冷蔵庫で冷やします。ボトルを開けて、コンブチャを味わってください。

f) 満足のいく泡立ちであれば、すべてのボトルを冷蔵庫に入れ、冷やしてお召し上がりください。好みの泡立ちと甘みが得られたら、すべてのボトルを冷蔵庫に入れて発酵を止めます。

g) 提供する前に濾してください。

99. ブルーベリーライムコンブチャ

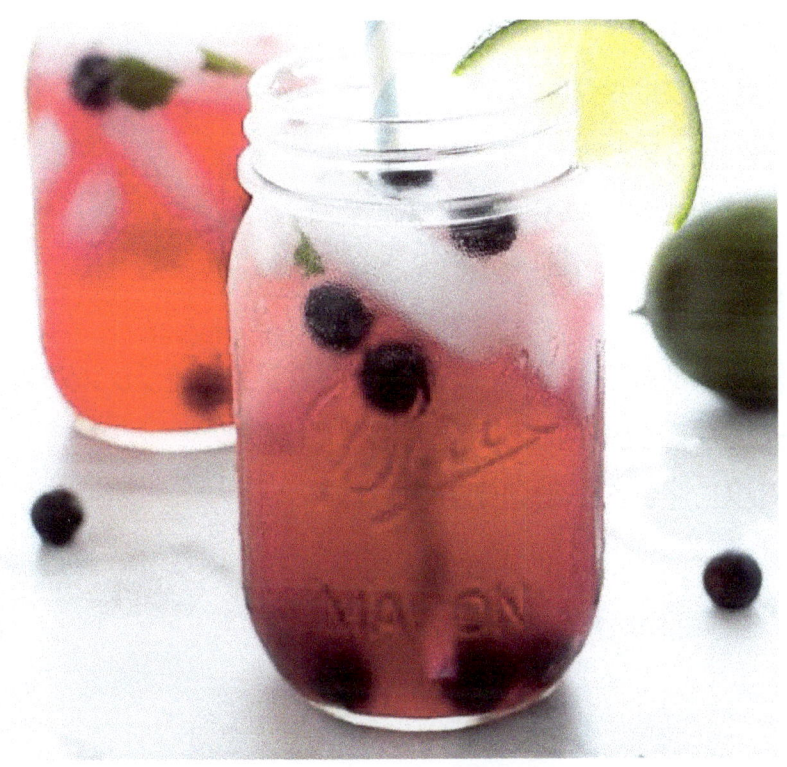

作る：1

材料：
- 冷凍ブルーベリー　1 カップ
- 紅茶コンブチャ　4 オンス
- 冷凍バナナ　半分　ライムジュース　1 個

手順：

a) ブルーベリー、コンブチャ、バナナ、ライムジュースをブレンダーに入れ、滑らかになるまで約 10 秒間ピューレ状にします。

b) グラスに注いでお召し上がりください。

100. エルダーベリー ローズ ホップ コンブチャ

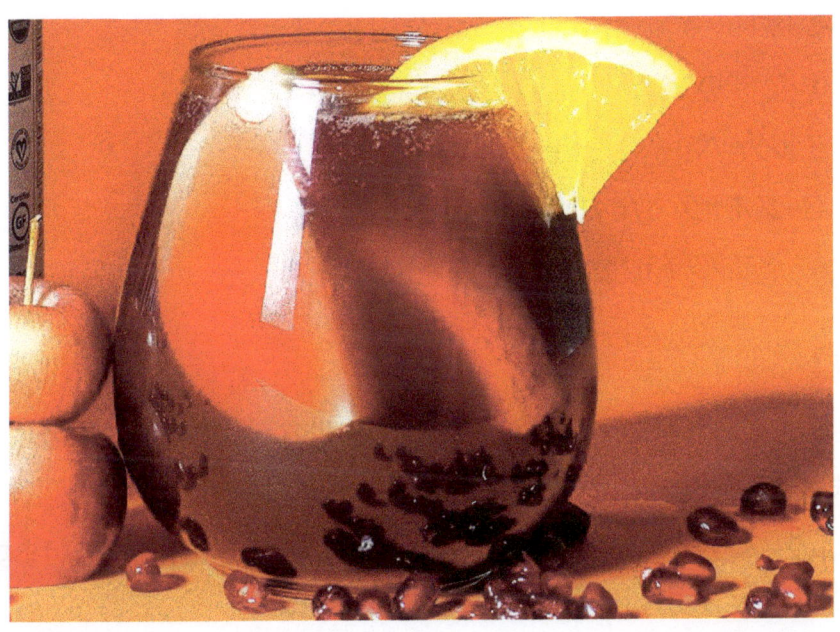

容量: 1 ガロン

材料：

- 1 インチのジンジャーノブ
- エルダーベリー 1/3 カップ
- ローズホップ 1/4 カップ
- 紅茶コンブチャ 15 カップ

手順：

a) 生姜を薄く均等にスライスし、各ボトルに少なくとも 1 片が入るようにします。

b) エルダーベリー、ローズホップ、ジンジャーストリップをボトルに分けます。

c) 漏斗を使用して、各ボトルにコンブチャを充填し、各ボトルネックに 1 インチのヘッドスペースを残します。

d) ボトルを約 72°F の暖かい場所に置き、48 時間発酵させます。

e) ボトル 1 本を 6 時間、完全に冷えるまで冷蔵庫で冷やします。ボトルを開けて、コンブチャを味わってください。満足のいく泡立ちであれば、すべてのボトルを冷蔵庫に入れ、冷やしてお召し上がりください。好みの泡立ちと甘みが得られたら、すべてのボトルを冷蔵庫に入れて発酵を止めます。

f) 昆布茶をグラスに注ぐときに、金網のストレーナーを使って香りを取り除いてください。

結論

おめでとう！「健康的な腸のクックブック」の最後まで到達しました。この料理本が、おいしくて栄養価の高い食べ物を通じて腸の健康を守るきっかけになれば幸いです。私たちは、健康な腸が全体的な健康と幸福の基盤であると信じています。

私たちは、このクックブックをできるだけ包括的なものにするよう努めました。100の美味しくて腸に健康的なレシピを100品掲載し、健康な腸内微生物叢の維持や腸内刺激物質の特定に関する役立つ情報も掲載しました。

私たちは、『ヘルシー ガット クックブック』が、あなたが腸の健康に良い料理のスキルに自信を持てるようになり、腸に栄養を与えるための新しい味や食材を探求し続けるのに役立つことを願っています。幸せでバランスのとれた消化器系を目指すこの料理の旅にご参加いただきありがとうございます。幸せな料理を！

Ingram Content Group UK Ltd.
Milton Keynes UK
UKHW020626210623
423802UK00010B/48